U0269941

中国茶疗法

卫明　何翠欢　编著

人民卫生出版社
·北京·

版权所有，侵权必究！

图书在版编目（CIP）数据

中国茶疗法 / 卫明，何翠欢编著. —北京：人民
卫生出版社，2021.1（2024.7 重印）
ISBN 978-7-117-31139-7

Ⅰ.①中… Ⅱ.①卫…②何… Ⅲ.①茶叶 —食物疗
法 Ⅳ.①R247.1

中国版本图书馆 CIP 数据核字（2020）第 269498 号

人卫智网　www.ipmph.com　医学教育、学术、考试、健康，
购书智慧智能综合服务平台
人卫官网　www.pmph.com　人卫官方资讯发布平台

中国茶疗法
Zhongguo Chaliaofa

编　　著：卫　明　何翠欢
出版发行：人民卫生出版社（中继线 010-59780011）
地　　址：北京市朝阳区潘家园南里 19 号
邮　　编：100021
E - mail：pmph @ pmph.com
购书热线：010-59787592　010-59787584　010-65264830
印　　刷：中农印务有限公司
经　　销：新华书店
开　　本：889×1194　1/32　印张：5
字　　数：116 千字
版　　次：2021 年 1 月第 1 版
印　　次：2024 年 7 月第 4 次印刷
标准书号：ISBN 978-7-117-31139-7
定　　价：58.00 元

打击盗版举报电话：010-59787491　E-mail：WQ @ pmph.com
质量问题联系电话：010-59787234　E-mail：zhiliang @ pmph.com

内容提要

中国茶疗法是指用一味茶叶组成单方或复方，用沸水冲泡或稍加煎煮后取其汤汁饮用，以防病治病的一种自然疗法。它是以中国传统茶学理论为基础，以中医药学理论为指导，专门研究茶叶防病治病功效的一种新疗法。

本书介绍了中国茶疗法的基本内容、优势及特色，阐述了中国茶疗法选择茶树与茶叶的特点，包括对茶树种植的要求、茶叶的采收以及炮制茶叶的方法；阐述了传统中医药对茶叶的性味、归经的理解及其治疗作用；讲解了茶疗的配伍、剂量及疗程；同时，对用水、茶具的选择、冲泡的方法、环境的配合、茶叶的存放，以及饮用茶药时的宜忌等，都有详细的介绍。

希望通过本书多方面的详细阐述，使读者对茶疗有正确的认识，从而能知茶用茶，达到治病强身的功效。

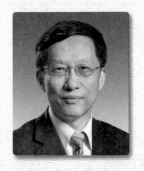

　　卫明,香港茶疗学会会长,香港茶疗研究中心主任。曾任香港浸会大学中医药学院首席讲师,香港学术及职业资历评审局学科专家。

　　1982年毕业于安徽中医学院(现安徽中医药大学),获中医学学士学位。1986年考入中国中医研究院(现中国中医科学院),师从陈可冀,获医学硕士学位。毕业后曾任职于安徽中医学院第一附属医院(现安徽中医药大学第一附属医院)。2000年加入香港浸会大学中医药学院。在香港浸会大学期间致力推动香港中医药教育及茶疗学研究,创办了首个"中医茶饮养生证书"课程及"中医茶疗学文凭"课程,培养茶疗方向硕士研究生近20名。

　　2010年主编出版《中国茶疗学》一书,首次提出"中国茶疗学"的概念,并先后受邀在香港、深圳、广州、厦门、杭州等大型茶博会发表演讲,以及在深圳、北京、南京、西安、成都、长沙、大阪、东京等地进行茶疗现场演示。

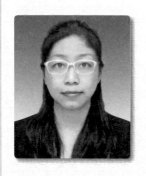

何翠欢,香港茶疗学会理事长,香港注册中医师。2019年成为广州中医药大学博士,2015年在香港浸会大学中医药学院获中医学硕士学位,2008年在香港浸会大学中医药学院获中医学学士学位。在指导老师卫明的带领下,开始从事茶疗研究,并于2016年在《中医药通报》发表《清代医家运用茶叶诊治疾病探析》及在《中医杂志》发表《基于文献分析清代医家对茶功效的认识》等文章。

序

　　三十年前，卫明医师在中国中医研究院（现中国中医科学院）读研究生期间，就表现出认真钻研学术之精神。在做学问上，很有创新精神，善于独立思考。他曾就清代原始医药档案中的"瓮头春医方"开展了对高血压患者左心室肥厚效果的临床研究，取得一定进展。其后，他在香港浸会大学中医药学院任职期间，对以往有兴趣的茶疗问题，更进行了进一步深入的研讨，十分系统，几乎达到了入迷的程度。我与该院院长吕爱平教授伉俪曾拜访其茶室品茗，谈天说地，其乐融融。

　　茶叶作为饮品，久已负有盛名，但作为医疗应用上之医疗价值，并未被公众所多多了解并做出深入研究。

　　今卫明医师就茶树及茶叶等多年来有关栽培、种植、成长等诸多问题，以及在日常品茗饮用和医疗等多层面问题，精心进行系统探讨，尤其在临床上对茶疗应用于诸种病患，更有许多心得和经验，系统汇集成《中国茶疗法》一书，至为难能可贵。考茶叶之用于医疗，范围甚广。银花茶及连翘茶之用于清热解毒，雨前茶之用于清虚热，车前茶之用于利尿，草决明茶之用于便秘，姜片茶之祛脾胃虚寒及受寒呃逆，都有一定之效验，后者更有我本人亲身有效的体验。就我所知，近年更有以丁香茶消减幽门螺杆菌感染者，似颇有新进展云云。拙著《清宫代茶饮精华》中，亦有涉及茶疗之案例，曾就清宫代茶饮之调脂作用研究，取得进展。

当然，品茗饮茶历史之久远，早已更为公众所共识。林语堂曾有"只要有一只茶壶，中国人到哪儿都是快乐的"名句。鲁迅也说过："有好茶喝，会喝好茶，是一种清福。"其实，我更喜欢苏东坡"且将新火试新茶，诗酒趁年华"的佳句，其所写茶诗以茶抒情或怡性，实在引人入胜。

卫明医师以其多年积累的经验，成书《中国茶疗法》，内容弘富，涉及茶树与茶叶的种类及品种，临床应用之经验，有很好的临床医疗实践参考价值，愿以此序引荐该书，并祝贺其正式出版。

中国科学院院士
国医大师　　陈可冀
2020 年阳春四月于北京

7

前言

　　在中国医药史上，茶用于治病已有很长的历史。茶能解毒初见于"神农尝百草，日遇七十二毒，得茶而解之"的传说。西汉之前虽没有茶叶药用的文字记载，但茶史学者一般都认为在有文字记载以前，茶叶已作为治疗之用，口耳相传。自汉、梁、魏时期，医家就把茶叶用于解毒，治疗厌食、胃痛及帮助减肥。到了唐宋，茶疗的适应证更扩大至瘘疮、痰热、宿食、消渴、霍乱烦闷、产后便秘、小便不通、大小便出血、伤暑、头痛，甚至瘟疫。到了明清时期，茶疗进一步扩展至内、外、妇、儿、五官、皮肤、骨伤等科病证，饮用的人群日益增多，渐渐成为中国人惯常的饮料，故发挥着重要的保健功能。

　　茶是药物。中国茶疗法是以茶叶组成单方或复方，用沸水冲泡或稍加煎煮后，取其汤汁饮用，以防病治病和养生保健的一种自然疗法。它以传统茶学理论作为基础，同时以中医药学理论为指导，不只以单纯治疗为目的，更务求身心并治，是一门独特而富技术型的学问。中国茶疗法只以茶叶为药，茶汤的制作以冲泡为主，自成一套选茶、制茶、泡茶及饮茶的操作系统。

　　要有效地实践中国茶疗法，茶疗师既需懂医、又要懂茶，正如一个医师必须兼通医理及药理。如果脱离了传统中医药学，随意服用茶药，或仅仅使用茶叶的某些化学成分来指导临床用茶，不仅无法达到防病治病和养生保健的目的，甚至会对身体造成不良的影响。

借着《中国茶疗法》一书的出版，希望能分享我们多年来研究茶疗的体会，并能抛砖引玉，冀各方爱茶爱医之士，对茶疗继续深究、加以应用，不使宝贵的中国茶疗淡出历史舞台。现代有关茶疗的研究，除了小部分从传统中医药的角度进行分析外，大多为现代西方药理的研究。传统中国茶疗的应用是依从中医药理论进行的，我们必须透过这一思路，以临床观察为佐证，才能真正发挥中国茶疗的良好疗效。现代人或知茶不知医，或知医不知茶，使大部分的茶药都不能发挥作用，实为医者、患者与饮者的共同损失。期望有更多有关传统中医药的茶疗研究出现，使先人留下的瑰宝能够再现光芒。

卫 明 何翠欢

2020 年 11 月

目录

第一章　中国茶疗法概论

第二章　中国茶疗法的起源及发展

第三章　中国茶疗法的优点及特色

第四章　茶树与茶叶

第五章 茶疗用茶的制作

第六章 茶叶的药性

第七章　各大茶类的治疗功能

第八章　茶疗法的配伍原则与方法

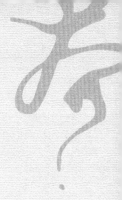

第一章

中国茶疗法概论

在中国医药史上，茶叶用于治病已有很长的历史。人们在使用茶叶的过程中，积累了不少经验。茶叶除了成为日常的饮料外，亦广泛地用于治疗疾病。茶史学者一般都认为，在没有茶叶药用的文字记载之前，茶叶早已作为治疗之用，口耳相传。西汉以后，有关茶的药用价值，历代茶学和医药学专著的记载多不胜数，其中唐代著名医学家陈藏器在《本草拾遗》中所说"诸药为各病之药，茶为万病之药"，对茶的药用价值评价之高，一言以蔽之。

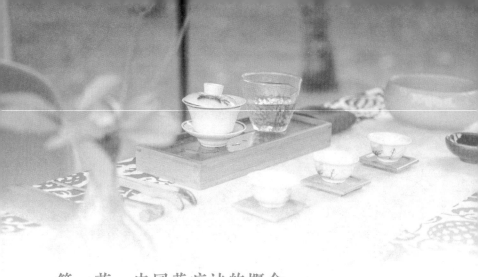

第一节　中国茶疗法的概念

中国茶疗法是指用茶叶组成单方或复方,用沸水冲泡或稍加煎煮后,取其汤汁饮用,用以防病治病和养生保健的一种自然疗法。它是以中国传统茶学理论为基础,以中医药学理论为指导,专门研究茶叶治病功效的新疗法。

中国茶疗法只使用茶叶作为药物,并不加入其他配料。所谓"单方",是指只使用一种茶品作为药物;所谓"复方",是指可使用一种以上的茶品配伍,以配合病证的需要。市面不少"茶疗"的配方,都是以茶叶加上茶叶以外的配料成为复方,与中国茶疗法的复方概念不同。有关这点稍后会详细论述。

中国茶疗法是以中国传统茶学理论为基础,所选用的对象仅限于茶叶,故对茶的认识必须十分深入。中国传统茶学理论在唐代茶圣陆羽所撰的《茶经》中已成雏形,随后裴汶的《茶述》、张又新的《煎茶水记》、苏廙的《十六汤品》、宋徽宗赵佶的《大观茶论》、蔡襄的《茶录》、沈括的《本朝茶法》、陆廷灿的《续茶经》等,以及现代各农业大学茶学专业的研究专书,都记载了丰富的茶学知识,包括茶树的生长、茶叶的采收及炮制的过程、冲泡的方法、用水的要求、饮用茶汤的环境等等,这些都是中国人饮茶积累下来的宝贵经验。

中国茶疗法之所以用中医药学理论为指导,是因为在中国文化里,我们对所有药物及食物对身体影响的认识,对用药物及食物来治疗各种疾病的理解,都是基于传统中医药学理论。传统中医药学的理论基础在于对万事万物的整体思考观念,并以辨证和施治作为诊断和治疗疾病的两个过程,利用药物、针灸及各种治病方法,按照补虚泻实等原则,使人体达到阴阳平衡,"阴平阳秘,精神乃治"。茶疗与传统中医药学关系密不可分,是伴随传统中医药学发展而形成的一个自然疗法。中国的历代医家在使用茶叶治病时,都是以传统中医药学的理论为用药指导。脱离了传统中医药学,随意服用茶药,或仅仅使用茶叶的某些化学成分来指导临床用茶,不仅无法达到防病治病和养生保健的目的,甚至会对身体造成不良的影响。

中国茶疗法以传统茶学理论为基础,以中医药学理论为指导,是一门独特的学问。传统茶学以学茶为目标,研究种茶、选茶、制茶、泡茶技术、择水、茶道文化等等方面,以冀充分发挥茶叶的色、香、味,及修心养性的目的,与以治疗为目的的茶疗不同。而与传统中医药相比,中国茶疗法只以茶叶为药,茶汤制作以冲泡为主,又着重身心并治,自成一套选茶、制茶、泡茶及饮茶的操作系统,故又与传统中医药不同。中国茶疗法包含茶学与医学,既不能只懂茶不懂医,也不能只懂医不懂茶,二者缺一不可。

第二节 中国茶疗法的内容

对于茶疗的定义,有很多不同的说法,而各种茶疗的操作方法与范围亦有不同。中国茶疗法的研究及操作范围只集中于使用茶叶组成的单方或复方,利用各种茶叶的性味、

3

归经,充分发挥茶叶的疗效。作为一门专门的方法,了解其研究的内容及范围,是入门的第一步。

一、茶的界定

中国茶疗法用茶叶作为治疗药物。茶叶定义为山茶科山茶属的植物茶[*Camellia sinensis* (L.) O.Kuntze]和普洱茶[*Camellia assamica* (Mast.) Chang]的嫩叶或嫩芽,其他科属的植物都不是中国茶疗法的研究范畴。"茶"字在中国的医药书籍中记载的含意很广,中国历史上茶的称谓也十分多,唐代以前多以"荼"字代之,如苦荼、荼名、荼荈、荼槚、茗荼等,其他如槚(《尔雅·释木》)、蔎(《方言》)、茗(《晏子春秋》)、荈(《凡将篇》)、诧(《尚书·顾命》)、瓜芦木(东汉《桐君录》)、水厄(唐《采茶录》)、皋芦(东晋《广州记》)、搽(唐《本草拾遗》)等等。到了唐代,普遍以"茶"字替代了"荼"字。唐代陆羽《茶经》记载:"其名,一曰茶,二曰槚,三曰蔎,四曰茗,五曰荈。"由于历代记载茶的用词不一,而"茶"字在一些书籍中,也同时代表苦菜、茅莘之花等,常引起混乱,因此,在考查古籍时,必须分辨清楚相应内容是否属于中国茶疗法的研究对象——茶叶。由于中国茶疗法的研究对象暂定为茶的芽及叶,故茶树的其他部分虽然亦各有其药用价值,如茶籽、茶树根及茶花等,但暂不包括在中国茶疗法的探讨范围之内。

二、茶疗的分类

茶疗的组方形式可分为以茶代药、茶药结合及以药代茶三大类。中国茶疗法只研究第一类"以茶代药"的组方形式,而第二类"茶药结合"及第三类"以药代茶",都不是中国茶疗法的研究范围。

(一)以茶代药

"以茶代药"是指单用茶叶冲泡或稍加煎煮后饮用,是中国茶疗法唯一研究的茶疗类型。现有文献记载显示,茶叶最早是以药物形式开始为人类所使用,作为传统中药的一员,本身已含有多种对身体有益的天然物质,具有良好的治疗保健功效。因此,根据个人的体质和病情需要选用合适的茶叶,就能起到防病治病的作用。

现代临床常用的中药有数百种,每一种中药都有其不同的四气、五味、归经、功能及临床应用,茶叶亦然。中国茶疗法所用的茶叶,在茶疗医师的手中,每种茶便是一味中药,不同茶叶的性味归经、功能及临床应用也不一样。而为了治疗一些较为复杂的病证,茶疗医师亦会把不同的茶叶组成配方,以配合病证及患者的需要。茶叶有别于其他中药材之处,在于它既用于治病,亦是日常饮料,人们对于茶叶的需求比其他中药材更加殷切,因此,茶树的种植地域比一般的中药更广,品种的变化亦相当大。除了传统流传下来的制茶方法,现代制茶师亦不断将制茶工艺加以改进;再者,茶疗医师亦会按临床的需要,不断探索及研制新的品种,因此,合乎治病需要的茶叶亦相当之多。

（二）茶药结合

"茶药结合"是指茶叶与其他中药一同使用。此类组方有两种:一种是以茶叶为主,配合适当的配料,如普洱茶加菊花或红茶加玫瑰花;另一种是以其他中药为主,配适当的茶叶或以茶汤送服,如"川芎茶调散"。前者为了增强茶叶的功效,或消除茶叶的某些副作用,调和茶叶的偏性,使之发挥更理想的治病保健效果;后者利用茶叶的性味、功能,增强其他中药的治病能力,使之共收疗效。

传统中医药组方中,这类组方很多,不少中医古籍都记载了以茶配合其他中药,治疗内、外、妇、儿各科的病证。宋代茶疗已成为官方疗法之一,且在宋代《太平圣惠方》《太

平惠民和剂局方》及明代《普济方》等官方医学典籍中,都有
"药茶"的专篇。例如,王怀隐编写的《太平圣惠方》便有"药
茶诸方"八首,其中四方:"治伤寒头痛壮热,葱豉茶方",以
茶叶配伍葱白、豉、荆芥、薄荷、山栀、石膏等;"治伤寒头疼烦
热,石膏茶方",以茶叶配伍石膏;"治伤寒鼻塞头痛烦躁,薄
荷茶方",以茶叶配伍薄荷、生姜、石膏、麻黄等;"治宿滞冷气
及止泻痢,硫黄茶方",以茶叶配伍硫黄、诃子皮等中药,治疗
相应疾病。

"茶药结合"不属于中国茶疗法的研究内容,但其在中国
茶疗学中占有重要的位置。这个课题十分值得研究,希望在
以后的专题中再进行探讨。

(三) 以药代茶

"以药代茶"是指采用茶叶以外的原料组方,用冲泡或
稍加煎煮的方式制作及饮用,是茶疗概念的延伸,属于广义
上的茶疗,又称为"代茶饮"。代茶饮起于唐代,历代又加
以发挥,到清代宫廷盛行,被视为养生延年之品。中国不少
书籍记载的茶疗,并非使用山茶科植物,而是以其他药物入
药,如冬青科冬青属的苦丁茶、梧桐科苹婆属的胖大海茶、
十字花科菘蓝属的板蓝根茶、以睡莲科睡莲属莲的叶子制
的荷叶茶。还有一些复方的茶剂,如五花茶、夏桑菊茶等,
都是以茶叶以外的原料组方,煎煮成茶剂服用。虽然这些
茶剂都加上"茶"字,但并非山茶科的茶叶,因此亦不属于
中国茶疗法的研究内容。"以药代茶"将留待以后的专著再
作详细论述。

三、中国茶疗法的形成

现有文献记载显示,早在五千多年前,人类已经发现茶
叶,并加以利用。唐代茶圣陆羽《茶经》记载:"茶之为饮,发
乎神农氏,闻于鲁周公。"茶能治病初见于"神农尝百草,日

遇七十二毒,得茶而解之"的传说。相传,神农为了寻找药物为百姓治病,亲自尝遍百草,以致身中七十二毒,于是神农顺手拾起地上的叶子(茶叶)放入口中咀嚼,食后口舌生津,神清气爽,中毒的不良反应随即消失。神农认识到茶叶能解毒,便把这些经验传授给老百姓。这个传说虽然夸张了茶的功能,但可看出茶叶在没有文字记载之前,已经以药物形式进入人类的生活当中。

在长期食用及饮用茶叶的过程中,人们又发现茶叶的其他药用功能,总结出许多以茶治病保健的经验。这些原始朴素的用茶经验随着岁月验证,去芜存菁,世代相传,同时人们对茶的认识和利用也愈加深入。从汉、梁、魏时期,医家把茶叶作为解毒,治厌食、胃痛及瘦身之物;到唐宋时期,又大大扩大了茶叶治病的适应证,用治瘰疬、痰热、宿食、消渴、霍乱烦闷、产后便秘、小便不通、大小便出血、伤暑、瘟疫、头痛等病证,亦了解到茶能强腰补肾、聪耳明目。至明清时期,茶叶广泛用于治疗内、外、妇、儿、皮肤、骨伤等科病证。同时,饮用的人群日益增多,渐渐成为中国人的日常饮料,扮演着重要的防病治病的角色。历代众多茶学家、医学家和药学家不断发掘茶的治病功能,累积了以茶治病保健的知识和经验,并在民间广泛传播,最终形成了一门独特的自然疗法——茶疗。

时至科技发达的今天,愈来愈多的实验研究证实了茶的各种医学功效。目前,我们已知道茶叶中的多种成分,如多酚类化合物、咖啡因、氨基酸、矿物质、维生素等,对人体发挥了多种治疗和保健作用。众多国内外研究显示,茶不单能提神、助消化,亦有预防衰老、提高免疫力、降血脂、减肥、降血压、消炎、抗病毒、抗过敏等功能,并尝试加以开发应用。以中国传统茶学理论为基础,以中医药理论为指导,善用前人用茶为药的经验,去芜存菁,累积及分析茶叶在临床上的治病应用,经过长期的疗效观察及经验,加上科学药理研究,逐渐演变出一门集中研究单纯茶叶的治病功效理论及应用结合的治疗法则——中国茶疗法。

四、中国茶疗法与西方茶疗的区别

西方的茶疗分为两种:一种是历史悠久的自然疗法,即以花蕾、花瓣或嫩叶等材料煎煮的香草茶;另一种是透过现代科研方法,认识茶叶的药用成分及其药理功能,进一步应用于保健品及药品之中。这两种茶疗方法,无论在理论层面或是应用方法,都与中国茶疗法有很大的区别。

(一)中国茶疗法与西方花草茶疗法

西方的花草茶疗法是一种历史悠久的自然疗法,以植物的根、茎、叶、花或皮等部位煎煮成花草茶,作为治病及保健之用。我们知道,早在古埃及时代,人们已经开始懂得利用花草来薰香及治病。西方医学之父、古希腊的希波克拉底(Hippocrates)用观察实证的方式建立了西方医学基础,使花草成为治疗的药剂,而在其药物处方中亦曾提到"饮用药草煮出来的汁液",可见西方很早已煎煮草药饮用,以治疗疾病。数百年后,另一位希腊医师 Pedianos Dioscorides 编纂 *De Materia Medica*(《药物论》)一书,收录了超过 500 种草药的功能及应用方法,成为西方草药学的另一重要书籍。

人们在生活实践中,发现了一些植物的治病功能,世代流传。由于各个地方所用的草药不同,饮用的方法亦各有特色。西方传统的花草茶,多以味道甘甜、香气怡人的花叶入药,如玫瑰花、马鞭草、迷迭香、柠檬草等,以煎煮或焗服的方式,作为日常饮料之用。

这些花草茶与中国茶疗法有两个明显的区别。首先,西方的花草茶所用的草药并没有山茶科山茶属的茶叶。直至16世纪,茶叶才由葡萄牙人从中国带到西方,供王公贵族享用。后来,中国茶叶开始大量输入欧洲,饮茶风气始盛,故西方传统的花草茶中并没有茶叶在内。

第二个明显的区别在于,西方花草茶的使用是民间或医师的经验累积,主要是以疗效的观察来指导用药,是对"病"的治疗;而传统的中医学,是以整体观念、辨证论治的方式,着重机体与药物之间的相互适合性,故以药物的性味归经为用药的依据,配合患者体质与病情的需要用药,是对"证"的治疗。以缬草为例,缬草为败酱科植物,生长于中国,以及欧洲、南美洲、北美洲多国,不仅是一味中药,亦是目前欧美最受欢迎的天然药物之一。缬草具有镇静催眠、解痉、抗心律失常、抗焦虑等功能。西方早在古希腊和古罗马时期,便把缬草当作一种草药来使用,如古希腊希波克拉底的书籍记载过它的特性,古罗马医学家盖伦指出它治疗失眠的功能。缬草一直广为欧洲地区使用,主要作为治疗失眠、抗焦虑之用。而在传统中医药中,缬草一般认为是味辛甘、性温,入心、肝二经,具安心神、祛风湿、行气血、止痛等功能。在使用缬草时必须配合患者的病情需要,如患者已属痰火扰心、阴虚火旺、肝郁化火等证而出现火热的症状,因缬草性温,故必须慎用,或改用一些药性较凉的安神中药。

由此可见,西方花草茶疗法与中国茶疗法有很大的差别,除了用药的材料不同之外,西方的花草茶疗法单纯以药物的病证效用为用药指导,中国茶疗法则必须按传统中医药的理论为指导,用药所依据的机理大有不同。

（二）中国茶疗法与现代茶医学研究

中国茶疗法与现代茶医学研究,无论在研究的对象,还是在治病的理论及方法上,均有所不同。

现代茶医学研究是以西方科研方法研究茶叶,研究的对象多为茶叶的单一成分,即以单一成分对单一病证的实验室研究或临床观察。目前得知,茶叶中含有多种成分,如多酚类化合物、咖啡因、氨基酸、矿物质、维生素等,在人体发挥着治疗及保健的作用。而国内外研究显示,茶叶有提神、助消化、预防衰老、提高免疫力、降血脂、减肥、降血压、消炎、抗病毒、抗过敏、抗癌抗突变及防治心血管病变等功能。按此方法使用茶叶,多着重以单一茶叶成分的药理研究,将茶叶提取物制成保健品或药品。

中国茶疗法以中国传统茶学理论为基础,以中医药理论为指导,以完整的茶叶作为治疗药物。中国茶疗法按个人的体质、病理的变化,从整体观念出发,因时、因地、因人制宜,辨证施治,选取不同的茶品,使身体达致阴阳调和,从而祛除疾病。中国茶疗法按病证选茶,同治一个疾病,可能会选择不同的茶品;而对于不同的疾病,亦可能选择相同的茶品。

西式茶疗以同一茶种或同一种茶的成分,治疗同一种疾病;而中国茶疗法以证候为依据,选择不同的茶叶进行治疗。例如:不少西方科研都显示普洱茶有治疗糖尿病的功能,但普洱茶的品种很多,虽然大部分普洱茶都有某些相同的内含物,能使血糖降低,但其有效性亦有很大的差异,有些甚至出现不适的表现,使得患者无法长期服用。再者,糖尿病患者在病理发展的不同阶段,由于个人体质的不同,其证候亦表现各异。中国茶疗法可以按其病证的需要,选择适合的茶品。因此,应按传统中医辨证论治的原则,同病异治,不是所有糖尿病患者都适合服用同一种普洱茶。

再举一个例子,现代茶学研究提示茶多酚能治疗心血管疾病。这些研究多以单一的成分对动物心血管的影响,进行解剖研究;或以含茶多酚较多的绿茶作为研究对象,作大样本长时间的人体饮用观察,比对饮用者与非饮用者的心血管患病比率,从而确定茶多酚对心血管疾病有正面的影响。但对中国茶疗法来说,并不会处方茶多酚的提取物予以患者,亦不会把茶多酚含量最多的绿茶给所有患心血管疾病的患者饮用。因为不同患者的体质不同,病理变化也各异,要先辨好病证,才能对证选茶。对于不少寒凝血脉或瘀血内阻的患者,具有温通作用的红茶,比起含茶多酚较多的绿茶,临床效果有时更加理想,副作用也少些。因此,治疗过程中,重点不只在于茶,亦会考虑人的因素。

第三节 中国茶疗法的适应证

茶叶能治疗的疾病的范围很广泛,但考虑到茶疗的特点及其研究的价值,我们把中国茶疗法的适应证定为以下四方面。

其一,某些需要长期服用中西药的慢性病。例如,糖尿病是一种慢性代谢性疾病,患者需要长期使用药物以控制血糖,是一种能够控制病情,使其血糖维持在正常水平左右,但难以完全治愈的疾病。茶叶对于 2 型糖尿病的影响,已有很多实验室研究及流行病学研究支持。2012 年,欧洲进行了一项大型的研究,有 8 个欧洲国家的 26 个研究中心共同参与,对 12 403 名 2 型糖尿病患者以及数千名非糖尿病患者进行访问研究。调查显示,每天喝 4 杯红茶可使 2 型糖尿病危险降低 20%。茶叶有良好的降糖功效,而且饮用方便,如果可以代替中西药物,可以大大减轻患者的心理负担。除了控制血糖外,茶疗亦可与中西药配合,减少中西药物的剂量,或帮助治疗糖尿病的并发症。

其二,某些运用现代医学方法疗效不佳的疾病。随着医学的进步,现在不少疾病都能透过中西医的方法,得以治愈或控制。但亦有部分疾病仍然不能达到很好的效果。例如,过敏性鼻炎是一种过敏性疾病,不少患者在接受中西医治疗后,病情得到了缓解,但常常因季节变化、环境污染、精神紧张等诱因而反复发作,影响到日常生活,并使患者对治疗失去信心。对于这类疾病,暂时没有一种理想的治疗方法,只能控制病情,缓解症状。而运用茶疗法则可利用某种茶叶具有的入肺经祛风解毒的功能,迅速缓解症状。同时,以茶为药,饮用方便,味甘气清,既可在短时间内纾缓症状,也可长期饮之,以预防鼻敏感的复发。对患者来说非常便利。

其三,某些精神及心理障碍性疾病。例如抑郁症这种疾病,虽然正规的中西药亦有一定的疗效,但对患者来说,其治疗过程都存在着相当大的压力,往往治疗过程本身已经构成患者的求医障碍。"身心并治,形神共养"是茶疗的一大特色。茶疗讲求"环境""心境"和"意境",在治疗身心疾病上,是一种适宜的治疗方法。

其四,某些反复发作的身体不适而查不出明确病因者。例如,不少人有反复头痛的不适症状,但进行了很多检查,都不清楚发病的原因。对于这些身体不适的问题,现代都市人由于工作时间较长,往往无暇煎药或针灸,导致不少人症状反反复复地发作。一般人对茶疗用茶有一个错误的观感,认为茶疗是一种温和的疗法,必须长时间服用才能见效。其实,茶疗所用的茶品,由于质量要求很高,疗效可以相当迅速,对于一些头痛等不适症状,往往即刻见效。症状缓解后,患者便无须因反复的身体不适影响到日常生活,更避免了长期服用止痛药所带来的潜在风险。

茶叶有治病的功效,这点已从众多研究和临床实践中得以证实。但茶叶不能包治百病,我们不应夸大茶叶的功能,应以科学的态度去观察、研究、分析其治病的机理。茶疗作为一种新的疗法,其价值在于它能补充现代医学的不足,解决一些现代医学尚未能解决的问题;同时又能为患者提供一个良好的治疗方法,使其能有所选择。

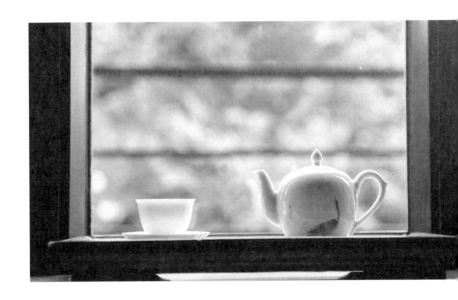

第二章
中国茶疗法的起源及发展

中国是世界最早发现和利用茶叶的国家。20世纪80年代，在云南省境内发现迄今世界上最大的野生茶树群落和最古老的野生茶王树，其中一株树龄为2 700年。野生古茶树在地球上的历史远不只两三千年，植物学家从研究山茶科植物化石发现，茶树最迟在中生代末期白垩纪时期已经在地球上生长，距今已有千百万年历史。2006年，在云南省永德县便发现距今有两三千万年历史的茶树始祖，被称为"罕见的活化石"——中华木兰。关于野生古茶树最早为人类所用的用途，较普遍的说法是药用。从历史文献记载和考古学中推论，人类最初把鲜茶叶当作解毒植物而食用，后来茶叶的加工方式改进，服用茶叶的方法亦有所改变，使茶日渐广受人们欢迎。茶除了作为药物之用外，亦成为日常饮料。

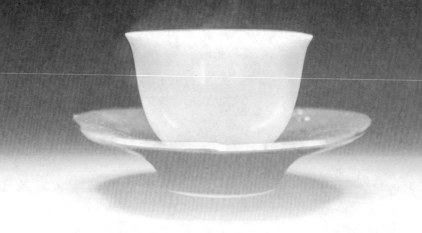

一、原始社会时期

在原始社会，人类还未开始种植的时候，充饥的食物主要是自然环境中的各种野生植物，而野生古茶树的鲜叶便是其中一种。在觅食过程中，不免会误食一些有毒的植物，出现呕吐、腹泻、抽搐、昏迷等中毒反应，甚至毒重身亡。由于当时人类对大自然的认知还十分有限，只能通过漫长岁月累积的经验，逐渐发现食用某些植物以后，原有的中毒反应得以缓解甚至消除。野生古茶树叶子的解毒功能便是从无数次的反复实践中总结而来的。"神农尝百草，日遇七十二毒，得茶而解之"的传说，所反映的历史背景其实是人类最早接触、认识和利用茶的阶段，不过这个阶段只是对茶朦胧的认知，仅属于茶疗最原始的方式，还远未达到"以茶治病保健"的层面。

人类对茶和茶疗的认知过程，与对中医药的认知过程是一致的，都是经历了漫长的实践以后，才开始发现它们的医疗价值，并逐渐用于治病保健。因此，茶疗与中国医药又有着深厚的历史渊源。

二、秦汉至南北朝时期

人类祖先以茶解毒的经验世代相传，历经了漫长的时间验证,传播方式由最初的"口耳相承""师学相传"发展至秦汉时期,开始有了文字记载。

茶叶至迟在汉代开始,已被列为药品。西汉司马相如的《凡将篇》把茶叶称为"荈诧",与桔梗、款冬、贝母等并列为药品。托名神农所撰的《神农食经》记载:"茶茗久服,令人有力、悦志。"东汉《桐君录》记载:"西阳、武昌、庐江、晋陵,好茗……巴东别有真香茗,饮令人不眠。"华佗《食论》又提出:"苦荼久食,益意思。"三国时代,张揖的《广雅》有言:"其饮醒酒,令人不眠。"到了魏晋,人们对茶的功能有了进一步认识。《神农本草经》记载:"苦菜……味苦,寒……主五脏邪气,厌谷,胃痹。久服,安心益气,聪察少卧,轻身耐老。"按,书中注引用了《尔雅》:"茶,苦菜,又槚,苦荼。"以说明苦菜指的是茶。梁代陶弘景《杂录》记载:"茗茶轻身换骨,古丹丘子、黄山君服之。"《太平御览》载:"《晋书·艺术传》曰:敦煌人单道开,不畏寒暑,常服小石子。所服者有桂花气,兼服茶酥而已。"另,晋代张华的《博物志》亦有记载:"饮真茶令人少眠。"

这个时期的医家把茶叶作为解毒、提神、减肥、益寿、治厌食及胃痛的药物。这些医药学专著的文字记载,为茶疗的发展奠定了坚实的基础。不过从西汉至魏晋期间,茶还仅限于王室贵族的专属饮品,普通百姓并非轻易能够饮用,从而限制了茶疗的普及。因此,这段时期茶疗的发展只处于初始阶段。

三、唐宋时期

唐代是中国历史上的鼎盛时期,国泰民安、百业兴旺。当时社会茶饮风气盛行,茶饮文化渐从王室贵族流传至民间。

唐代陆羽撰写了中国第一部茶书《茶经》,引述了唐以前各朝有关茶功能的资料,并认为:"茶之为用,味至寒,为饮最宜精行俭德之人。若热渴、凝闷、脑疼、目涩、四肢烦、百节不舒,聊四五啜,与醍醐、甘露抗衡也。"由国家颁行的药典《新修本草》记载:"茗味甘苦,微寒无毒,主疮,利小便,祛痰热渴,令人少睡……主下气,消宿食,作饮加茱萸、葱、姜良。"提出茶与其他药物(茱萸、葱、姜)配合治病的方法。这种方法在当时来说,无疑是茶疗的一项创新之举,大大地扩宽了茶疗的应用范围。此外,陈藏器在《本草拾遗》中亦具体论述:"茗,苦茶,寒,破热气,除瘴气,利大小肠,食宜热,冷即聚痰……久食令人瘦,去人脂,使不睡。"

　　唐代累积了更多临床经验,茶的功能亦有所发挥,不但用于内服,亦可用于外敷。例如《枕中方》记载:"疗积年瘘,苦茶、蜈蚣并炙,令香熟,等分捣筛,煮甘草汤洗,以末敷之。"这是古时用茶叶治疗外科病的记述。唐代兵部尚书李绛《兵部手集方》记载:"久年心痛五年十年者,煎湖茶以头醋和均,服之良。"

　　到了宋代,茶饮更为普及,而茶疗亦继承唐代的用药经验,广泛用于内科、妇科、儿科等各科疾病。《传家秘室方》记载:"治头风,满头作痛,芎七钱,明天麻、雨前茶各一钱,酒一碗,煎六分,渣再用酒一碗,煎四五分,晚服过夜即愈。"《圣济总录》记载:"霍乱烦闷,茶末一钱,煎水,调干姜末一钱,服之即安。"《仁斋直指方论》亦有治痢方:"姜茶治痢,姜助阳,茶助阴。又能消暑解酒食毒。"又《普济方》认为:"建茶合醋煎服,即止大便下血。"还有妇儿科的病例记载,如《孺子方》载:"疗小儿无故惊厥,以苦茶、葱须煮之。"《妇人方》亦载:"产后便秘,以葱涎调蚋茶末为丸,服之自通。"茶与其他药材配合,配川芎、天麻治头风,配干姜治霍乱,配姜以治痢,配醋以治大便下血;在妇、儿专科上,亦配葱以治小儿惊厥及产后便秘。

　　此外,茶疗发展至宋代已成为官方疗法之一。《太平圣惠方》和《太平惠民和剂局方》等官方医学典籍中,都有"药茶"的专篇,如王怀隐编的《太平圣惠方》便有"药茶诸方"八首。

茶饮由南方传到中原,由中原传到边疆,亦由社会上层发展到中下层。茶兴于唐而盛于宋。唐代由于经济、文化发达,加上僧道以茶修道,文人雅士嗜好茶饮,茶书、茶诗影响深远。宋代继承了唐代茶业的发展,茶风更盛,茶的产地、产量亦有所增加。茶疗在茶饮的兴盛氛围下,亦有相当发展。茶疗的治病范围扩展至瘘疮、痰热、宿食、消渴、霍乱烦闷、产后便秘、小便不通、大小便出血、伤暑、瘟疫、头痛等。茶叶既可内服,亦用于外敷治病。

四、明清时期

明代茶疗的功效范围、制茶法的应用更为创新及充实。明代的本草著作代表——李时珍的《本草纲目》,专门载有茗之条,记述茗气味苦、甘、微寒,无毒;主治"瘘疮,利小便,去痰热,止渴,令人少睡,有力悦志。下气消食。作饮,加茱萸、葱、姜良。破热气,除瘴气,利大小肠。清头目,治中风昏愦,多睡不醒。治伤暑。合醋,治泄痢,甚效。炒煎饮,治热毒赤白痢。同芎䓖、葱白煎饮,止头痛。浓煎,吐风热痰涎"。另外,还有散见于其他各卷对茶叶功效的记载,如清热降火之功,用于湿热火郁、咽喉微疾;宣吐之功,用于气滞食积、诸风涎痰;醒神醒脑之功,用于脾湿多眠、风热昏愦;用茶治口臭、发汗发表、防治瘟疫等。

李时珍不仅对茶叶的功能应用做了一个总结,还提出改变茶叶的炮制及运用方法,使茶叶的性味有所变化,以治疗不同疾病,如"炒煎饮,治热毒赤白痢"、痘疮作痒"房中宜烧茶烟恒熏之"、脚丫湿烂则以"茶叶嚼烂傅之,有效"、茶叶"浓煎,吐风热痰涎",并指出浓茶"乃酸苦涌泄为阴之义,非其性能升也",故浓茶能使人吐。此外,李时珍亦指出要按不同的体质服茶,茶性苦寒属阴中之阴,"若虚寒及血弱之人,饮之既久,则脾胃恶寒,元气暗损"。要避免茶之害,除了注意体质是否适合外,亦要热饮。酒后忌饮,不与榧、威灵仙、土茯苓同服。由此可见,明代医家对茶叶已有十分全面的认识。

除了《本草纲目》外,明代的本草典籍收录茗条的比历代都多,如《神农本草经疏》《本草乘雅半偈》《本草征要》《雷公炮制药性解》《救荒本草》《食鉴本草》《滇南本草》等,可见明代医家对茶叶药用功能的肯定。

明代茶人还十分重视茶的品质与疗效的关系。屠隆《茶笺》记载:茶叶"谷雨日晴明采者,能治痰嗽、疗百疾","六安,品亦精,入药最效"。许次纾《茶疏》记载:"天下名山,必产灵草……大江以北,则称六安……南方谓其能消垢腻、去积滞,亦共宝爱。"龙膺《蒙史》亦载:"六安茶,用大温水洗净去末,用罐浸卤亢好沸水,用可消夙醒。泸州茶,可疗风疾。"

茶饮发展到清代,已深入大众的生活中,而茶的药用功能已广泛地得到认识。王昶《滇行日录》记载普洱茶"可疗疾",而陆次云《湖壖杂记》称龙井"为益于人不浅,故能疗疾"。清代医学着重实际临床,茶广泛应用于内外妇儿各科,加上清代制茶技术完备,确立了绿茶、红茶、白茶、黄茶、黑茶、青茶六大类的体系。茶叶制法不同,性味归经亦有所差别,茶叶的功能及应用便迥然不同。赵学敏《本草纲目拾遗》以不同品种的茶分条记载,雨前茶"性寒而不烈,以其味甘益土",功能"清咽喉,明目,补元气,益心神,通七窍",亦可益利脾胃;普洱茶"性温味香……味苦性刻……苦涩",能"解油腻牛羊毒",亦能"逐痰下气,刮肠通泄";安化茶"味苦中带甘""性温,味苦微甘",故除了能"下膈气、消滞"外,亦能"去寒";武夷茶"色黑而味酸""性温不伤胃",故"凡茶澼停饮者宜之"。此外,种茶的产地不同,水土各异,收成气候等等都会影响茶的性味,从而影响茶的药用功能。罗(即顾渚紫笋)与一般茶品不同,不爱雨前收采,最佳为"夏前六七日如雀舌者",而喜阳光,"洞山南向,独受阳气,专称仙品",故顾渚紫笋性不寒,适合"涤痰清肺,除烦消臌胀"。台湾的水沙连茶生于"深山中,众木蔽亏,雾露濛密,晨曦晚照",故"性极寒","疗热症最效,能发痘"。

明清医家认识到茶有多种治病功能,能清热解毒、安神醒睡、提神助思、清利头目、去火明目、解毒止痢、解渴消暑、下气消食、解腻消脂、解酒、疗疮瘘疹、止血、治大小便不通、去痰、护齿、延年益寿及疗饥等。在明清医学书籍中,茶被广泛应用于各科病证,无论内科、妇科、儿科、眼科、耳鼻喉科、口齿科、外科、伤科,都能看到茶的应用痕迹。茶的使用方式亦多变,内服方面,如以茶叶入药同煎、以茶末配诸药成丸、以茶汤调服诸药;外用方面,如以茶汤外洗、将茶制成散剂或成膏状外敷、将茶与诸药同煎成膏外敷。茶还可外敷伤口、疮疡,或以脐敷外灸方法以治病。这些知识及经验都对现代茶疗有所指导及启发。

五、近现代

近现代的茶疗在应用范围上较以往更为广泛。晚清民国时期由于政局动荡,茶疗发展一度停滞不前。新中国成立后,传统茶饮事业受到国家重视,政府在全国范围内先后建立了近千家国营茶场、茶叶贸易公司和进出口公司,大大提高了茶叶种植技术、茶叶产量及品质,并促进了海内外茶叶的商贸发展。此外,各地农业大学也相继开设了茶学专业,茶叶研究机构也应运而生,培养出一批又一批的茶学专业人才。而各种茶学的学术专著、期刊以及科普读物大量发行,如《中国茶叶》《中国茶文化》《茶典》《茶叶科学》《茶医学研究》《中国药茶大全》等书刊,令社会大众加深了对中国传统茶文化与茶疗医学价值的认识。现代茶学事业的各项进步,均是推动现代茶疗发展的催化剂。

自 20 世纪 70 年代开始,世界各地的医学机构运用现代科研方法,对茶叶进行了大量的研究。目前,我们已知道茶叶中含有多种成分,如多酚类化合物、咖啡因、氨基酸、矿物质、维生素等,对人体发挥了治疗及保健的作用。众多国内外研究显示,茶叶不单能提神、助消化,亦有预防衰老、提高免疫力、降血脂、减肥、降血压、消炎、抗病毒、抗过敏等功能。而茶叶抗癌抗突变及防治心血管病变的功能,亦令各国的科学家十分雀跃。与传统茶疗比较,现代茶疗融合了先进的科技,在使用的方法、剂型的创新、茶疗的形式上都有很大的变化。目前,茶疗已逐渐应用于癌症、中风、心脏病及糖尿病等多种疑难疾病的预防与治疗,取得了可喜的成效。

现代的中国茶疗开始受到关注,出版了一些有关茶叶治病功能的书籍,如陈宗懋主编的《中国茶经》、陈椽编著的《茶药学》、陈祖椝和朱自振编写的《中国茶叶历史资料选辑》,以及朱自振编写的《中国茶叶历史资料续辑》(方志茶叶资料汇编),记载了大量有关资料,对茶疗的贡献很大。而在众多专著中,林乾良、陈小忆编著的《中国茶疗》叙述了茶的药用史、茶效、成分、用法,更分科论述茶疗对各系统疾病的疗效(包括心血管系统、神经系统、消化系统、呼吸系统、泌尿系统等疾病,以及妇产科疾病、眼科疾病、龋齿、癌症、糖尿病),以及有关清热解毒及抗老养生的茶疗。更重要的是,林乾良引用了 92 种历代典籍,归纳了茶的二十四功效,是现代学术界对古代茶疗的一次重要的总结。此外,卫明、梁浩荣撰写的《中国茶疗学》强调茶疗要配合中医整体观念及辨证论治的基本原则,把茶疗从单纯的经验总结,带到中国传统医学的理论层面;而且首次把绿茶、黄茶、白茶、黑茶、红茶及青茶六大茶类的不同性味及治病功能分类列出,对日后中国茶疗学的发展颇有启发。

第三章

中国茶疗法的优点及特色

传统中医药学发展到现代，无论在理论及临床上都已经相当完善，为何还要另辟一门茶疗法？这是因为茶疗法相对于传统的中药汤剂和其他疗法，具有其独特的优点和实用价值。

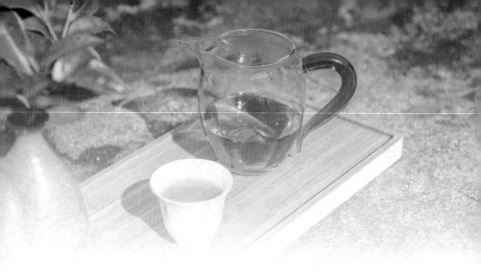

一、起效迅速　疗效理想

一般人对茶疗有一个错误的观感，认为茶疗是一种温和的疗法，故必须长时间服用才能见效。其实，茶疗所用的茶品，治疗效果相当快捷，对于很多病证，如鼻敏感、头痛、胃痛等，往往可以立即见效，使症状得以缓解。日常饮用对证的茶品，亦能预防症状的复发。对于一些慢性疾病，如糖尿病等，茶疗一般亦能在用茶后1周左右开始见效。

茶疗能做到疗效显著，原因有三：其一，茶疗用茶的品质优良，茶品有足够的内含物以发挥治疗疾病的功能；其二，茶疗医师以望闻问切四诊合参，辨证准确，并按患者的病证不同、体质差异，根据茶品的特殊药性，选择适当的茶品；其三，茶疗法多经临床长时间的疗效观察，具备相当的经验累积。只有具备以上因素，茶叶才能充分发挥其治疗的优点。例如，如果只是随便找一款茶来治疗鼻敏感，即使该茶叶也是优良的品种，对鼻敏感亦未必有任何纾缓作用。要找好茶，亦要找对茶，茶疗的疗效才能达到"立竿见影"的效果。

二、资料丰富　应用广泛

茶叶在传统中医药史中，早已发挥着治病的功能。很多古代的医书和茶书都记载着茶叶的疗效，包括清热解毒、安神醒睡、提神助思、清利头目、去火明目、解毒止痢、解渴消暑、下气消食、解腻消脂、解酒、疗疮瘘疹、止血、治大小便不通、去痰、护齿、延年益寿及疗饥等。茶疗医案亦涉及内科、妇科、儿科、眼科、耳鼻喉科、口齿科、外科、骨伤科等科疾病。

日本东北大学医学系栗山进一（Shinichi Kuriyama）于1994年进行了一项大型研究，追访 40 530 名 40~79 岁人士达 11 年之久，结果显示，一天喝 5 杯以上绿茶的人，死亡率比一天喝不到 1 杯绿茶的人低 16%，死于心血管疾病的概率减少 26%；喝绿茶的好处在女性身上尤为明显，死于心血管疾病的概率减少 31%。由此可见，单用一味茶叶已能取得理想的治病防病效果。

除此以外，还有不少现代科研亦证实，茶叶含有多种人体必需的微量元素和有益的活性物质，不单能提神、助消化，亦有预防衰老、提高免疫力、降血脂、降血压、消炎、抗病毒、抗过敏、防治心血管病变、美容减肥等功能，应用范围十分广泛。可见，无论中西医学都发现茶叶的治疗范围广泛，疗效亦十分理想。

三、身心并治　形神共养

茶疗不仅能够治疗身体疾病，对情志疾病也有良好的调理作用。现代人生活紧张，工作压力大，除了容易患上焦虑症、抑郁症等情志疾病外，不悦的情绪还容易诱发其他脏腑病证，或阻碍这些病证的痊愈。茶疗能明显舒缓情志疾病所带来的精神困扰，一则很多茶品的内含物都有安神解郁的功能，二则茶疗蕴藏着丰富的中国传统茶文化内涵，茶疗的过程又是一个令人身心放松、怡情养性的精神调理过程。所以"身心并治，形神共养"既是茶疗的特色，亦是茶疗的内涵。

如能花少量时间，在一个优雅的环境，静听优美的乐曲，把茶叶放入精致的茶具中，用沸水徐徐冲泡，看着缕缕茶烟、闻着阵阵茶香,闭目静心品啜茶汤的甘韵……在整个过程中,人的精神专注,身心放松,原本焦虑浮躁的心情在备茶、泡茶、品茶的过程中自然而然便沉静下来,除了把烦扰心神的事情抛诸脑后,使紧张的心情得以放松外,亦能使肉体上的疼痛不适症状得以缓解。每天让自己停下来,饮用有益身体的茶汤,除了对情志疾病及其他脏腑病证有良好的调理作用外,亦能修养心神,使人得以"恬惔虚无,真气从之",便能"精神内守,病安从来"。所以,茶疗具有"身心并治,形神共养"的双重作用,是一种十分适合现代都市人治病防病的一种自然疗法。

四、味甘气清　容易服用

茶叶冲泡或煎煮后,气味清香怡人、甘醇可口,不像传统中药汤剂有浓郁的草药味和苦涩味,大大消除了患者对饮用传统中药"苦茶"的抗拒心理,所以单是气味一项已经是其他药物疗法不能比拟的。对于需要长期服用中药的患者,尤其是患儿,如能以气味甘香的茶汤代替服用传统汤药,可解决服药上的困难和免除服药上的不悦感。由于茶汤容易被男女老幼所接受,又便于长期饮用,使茶疗十分适用于治疗长期病患,以及一些反复发作的慢性疾病,亦是防病保健的最佳选择。

五、制法简便　施治灵活

茶疗的制作方法简便,将单味茶叶放入器皿中,用沸水冲泡,短时间即可饮用;或将茶叶放入器皿,稍稍加以煎煮数分钟,即可倒出饮用。相比传统中药汤剂和药膳食疗需要较长的时间煎煮和备料熬制,茶疗简便的制作方法省却了煎药的麻烦,也节省了时间和精力。因此,茶疗适合于没有时间煎煮中药的繁忙都市人,以及不想长期煎药的慢性病患者。

此外,茶疗还可按照病情的需要和四季气候的变化,选择不同的茶品,或利用存放时间的长短,改变茶品的寒热程度,或通过控制冲泡茶汤的时间,改变药效的强弱,灵活运用。

六、安全卫生 环保节约

茶叶是传统的绿色健康饮品。茶叶取自于大自然中的茶树,在制作加工过程中不需加入防腐剂、乳化剂、杀菌剂、色素等辅料,是纯天然的材料,没有化学添加的成分,故天然安全。现代环境污染问题备受关注,中草药在种植的过程中面对施用化肥农药、泥土及灌溉用水受重金属污染的问题,而炮制过程中,亦开始出现违反传统加工程序、偷工减料的困扰。因此,药用植物从种植、炮制、运输及保存都必须严谨处理,以确保成品的食用安全及卫生可靠。中国茶疗法对茶树的种植环境、种植的方法、炮制的工序、运输处理、保存的环境及方法都有很严谨的要求。茶疗所选用的茶树必须种植于远离人口稠密的地方,且该地水土没有受到污染,种植的过程中不施洒化肥农药,加上茶叶的制作多为自然方法,免除了不必要的污染。茶疗选用茶叶的要求严谨,除了避免药物污染而损害身体外,所用茶叶的剂量一般只在 5~7g。要在如此剂量完成治疗的工作,茶叶本身的质量必须良好。如果品质不佳,或茶叶受污染影响,或不合卫生标准,不但疗效大大降低,甚至造成不良后果。茶叶长期作为人们的日常饮料,已被大样本证明对人体不易造成伤害。相对于部分中药有伤肝、伤肾的问题,以及部分西药服用后的副作用,茶疗是一种十分安全的疗法。任何人都可安心用茶,以茶代药。

再者,如今中草药治病越来越受关注,需求越来越大,传统的货源常常供不应求。而茶疗相对用量较少,多用一味茶叶,对于一些较为复杂的病证,最多亦只以两三种茶品复方治疗。冲泡茶汤时,可多次加水饮至味淡为止,既有利于茶叶中的有效成分充分浸出,也节省了物料,具有积极的环保意义。

七、保存容易　价格相宜

茶饮既能治病,亦是日常生活的饮料,可长期饮用。茶叶每天用药剂量只有数克,存放所需空间很小。如能按照基本保存的方法,将茶叶放入适当器皿中,摆放在阴凉干燥的地方,则茶叶不容易发霉变质。不同的茶种能存放的年期不同,一般来说,绿茶只能存放 1 年,黄茶、白茶、青茶、红茶能存放多年,而普洱茶、黑茶甚至可存放数十年之久。茶叶存放的年期与其品质是否优良、存放方法正确与否有很大关系。品质优良的茶叶,经过适当的存放,仍然能保持其治病的功能。

有些人可能有这样的误解,以为品质优良的茶品一定价值不菲。由于市场的供求关系,或由于人为的炒作,某些罕有的茶品或存放年份长久的茶品,在市场上售价不低。茶疗用茶看重的是茶叶的治病功效,而具备疗效的茶叶并不一定是罕有的茶品,亦不一定要存放数十年之久。茶疗医师选择茶品时,必会考虑到茶品的可持续使用的问题,如果使用产量稀少或存放数十年的茶品,能处理的个案只是少数,这些茶品就不宜用于茶疗了。品质优良的茶叶不一定价格高昂,相对于传统中药的配方,一剂茶疗方往往比传统中药配方更为便宜,故对于需要长期服药的患者,茶疗确是一个既便宜又方便的选择。

第四章

茶树与茶叶

茶叶的疗效取决于多个因素,包括茶叶的品种及质量、茶叶的炮制是否得宜、成品的保存时间及方法、泡茶方法是否合适,以及是否能根据中医整体观念、辨证论治的原则,正确地予以使用。影响茶叶质量的因素很多,本章集中介绍茶叶在未被采收之前影响茶叶生长的因素,如茶树的品种、繁殖方式、生长年份及生长环境等,这些因素决定着茶叶是否足以成为治病的药物。

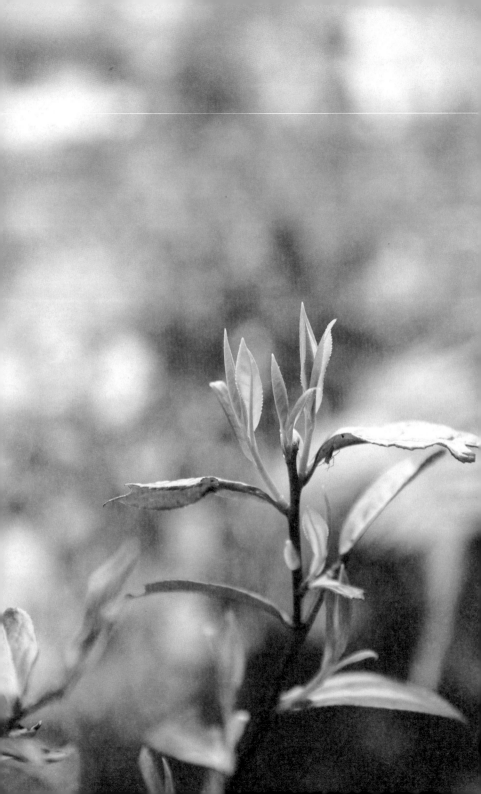

第一节　茶树的起源及演变

要了解茶叶,必先从茶树入手。按植物学的分类,茶树属被子植物门(Angiospermae)双子叶植物纲(Dicotyledoneae)山茶科(Theaceae)山茶属(*Camellia*)植物。目前,栽培的茶树的种名一般称为 *Camellia sinensis*。据《中国植物志》的资料,山茶科约 36 个属,山茶属约 20 组,有多达 280 个种,分布在东亚北回归线两侧,中国拥有 238 种,以云南、广西、广东及四川最多,其余生长于印度、马来西亚、日本及菲律宾等地。

植物学家分析,至少 5 000 万年前茶树已在地球上生长。茶树属被子植物,在 1 亿年前的中生代后期至新生代第三纪,才开始生长及演化;山茶科近缘植物也都在这个时期开始繁衍,渐渐形成孕育茶树物种的适合环境。由于云南的地理环境特殊,使其没有遭到冰山的袭击,山茶植物能得以繁衍、滋生及演化。茶树作为山茶科山茶属植物的一员,便在中国开始繁衍。中国有关茶树的记载,最早见诸文字的是秦汉时期的《尔雅·释木》,称茶为"槚,苦荼"。从最早的有关茶树的文字记载得知,中国培植及利用茶树至少有 3000 年的历史,但茶树的起源在中国还要早很多。

依据茶树物种进化的原始性,以及起源地的古老地质历史,一般认为茶树起源于中国云南的东南部和南部、广西的西北部及贵州的西南部。《中国植物志》把茶树分类为34个茶种,发现除了8个种外,其余26个种均可在云南地区找到,并以大厂茶(*C.tachangensis*)、广西茶(*C.kwangsiensis*)、厚轴茶(*C.crassicolumna*)、广南茶(*C.kwangnanica*)及马关茶(*C.makuanica*)等原始品种居多。此外,贵州的兴义、晴隆,以及广西的隆林、那坡,亦有大厂茶和广西茶的踪影。这些地区是目前发现原始茶种最多、最为集中的地方。

茶树由原居地慢慢地向周边扩散,渐渐地人类开始懂得农耕,又把茶树移植到别处。茶树开始同源分居,各自在不同的地理环境和气候条件下繁殖,经过一段漫长的时间,其形态结构、生理特征、生长特性都发生改变,以适应不同的环境,因而演化成不同的品种。例如,茶树从起源地扩散至澜沧等地生长时,由于该地位于北纬 24° 以南,年平均温度 18℃~24℃,≥10℃年活动积温 5 000~7 000℃,极端低温不低于 0℃,无霜期在 300 天以上,年降水量在 1 500~2 000mm,属于低纬度高海拔的南亚热带常绿叶林区环境,于是在这种长光照和湿热多雨的气候下茶树逐渐演化,形成了大理茶(*C.taliensis*)和普洱茶(*C.sinensis var.assamica*)等具有原始特性的品种,多保持原始的乔木形态。又如茶树在江苏、安徽等地生长时,由于该地位于北纬 32°~35°,年平均温度 13~16℃,≥10℃年活动积温 4 000~5 000℃,极端低温可达 -15℃以下,无霜期在 200~240 天以上,年降水量在 1 000mm 以下,于是在这种北亚热带和暖温带针叶及落叶阔叶林区生长的茶树,由乔木大叶演化为灌木小叶,具有耐寒耐旱的特性。

茶树广泛生长于中国多个地区,其广生特质使茶树的品种不断变化以适应不同气候、水土及邻生的环境。不同品种的茶树,其茶叶的内含物亦有不同,这些内含物的差异造就了茶叶的不同疗效,也是茶叶赖以治病的物质基础。

第二节 茶树及茶叶的形态

唐代陆羽的《茶经》对茶树的根、茎、叶、花、果实作了形象化的描述:"茶者,南方之嘉木也。一尺二尺,乃至数十尺……其树如瓜芦,叶如栀子,花如白蔷薇,实如栟榈,蒂如丁香,根如胡桃。"远古原生形态的茶树,由于生长环境的不同及培育方式的改变,使其形态亦有所变化。但不同品种的茶树仍具有共同的特性,如各种茶树都是多年生木本常绿植物,由根、茎、叶、花、果实和种子组成。根、茎、叶属营养器官,负责吸收、运输、转化、合成和贮存营养及水分;花、果实和种子属繁殖器官,由花芽发育,至开花受精成胚,最后形成果实和种子,繁衍后代。除了根部外,其余各器官均生长在地上。同时,由于各种茶树的品种不同,其树型又可分乔木、小乔木和灌木三种,不同树型茶树的根、茎、叶、花、果实和种子等的生长形态又同中有异。

一、乔木型茶树

乔木型茶树的树干明显,分枝部位高,树干和分枝有明显区分,树木高大,在三种茶树中最高,常达 3m 以上,而云南等地所生长的野生茶树可高达 10m 以上。乔木型茶树的主根发达而深,分枝角度一般较小,树冠多为直立形;叶片大,多数品种叶长 14cm 以上,属大叶种;外表皮较薄,一般 2~4μm,栅栏组织一般只有 1 层,组织细胞内叶绿体较多,光合作用较强,海绵组织较多而松,叶背气孔大而细,叶色多带黄绿,叶质多柔软,革质层较薄,叶脉较多。

乔木型茶树属较原始的茶树类型,多为古茶树,如云南大叶茶、海南大叶茶。乔木型大叶种茶树生长在北纬 24° 左右,包括云南中南部、东南部和广西南部,属亚热带常绿阔叶林区及热带季雨林、雨林区,四季温暖湿润,水热资源丰富。

二、小乔木型茶树

小乔木型茶树有较明显的主干,一般在离地20~30cm处分枝,树高中等。根系较发达,分枝角度较大的,树冠呈披张形;分枝角度较小的,树冠呈半直立形。多数品种叶长10~14cm,属中叶种及大叶种。中叶种外表皮较厚,栅栏组织一般有2~3层,组织细胞内叶绿体较少,光合作用较弱,海绵组织较大叶种少而密,叶背气孔亦较多而密,革质层较厚,叶脉较少。

小乔木型茶树多为较早期进化类型,大部分为栽培树种,少部分属野生的茶树。小乔木型大中叶种茶树生长在北纬26°~30°,包括广西和广东中北部、湖南和江西南部、福建武夷山等地,属南亚热带常绿季雨林及中亚热带常绿阔叶林区,春夏温暖湿润,部分地区有秋旱及冬寒的问题,影响茶树生长。

三、灌木型茶树

至于灌木型茶树,没有明显的主干,分支多自近地面根茎处,树冠较矮小,分枝稠密。树高一般在1.5~3m,主根较浅,侧根发达,分枝度一般较大,树冠多呈披张形,叶片较小,多数品种叶长10cm以下,属小叶种。小叶种外表皮最厚,栅栏组织一般有2~3层,组织细胞内叶绿体最少,光合作用最弱,海绵组织最少而密,叶背气孔亦最多而密,叶色多带浓绿,叶质多脆硬,革质层最厚,叶脉最少。

灌木型属进化类型,多为栽培树种,如毛蟹等;具有耐寒性及繁殖力强的特点,多见于寒冷地区,或为园生品种。灌木型茶树亦是茶树的变种形态,生长在北纬30°~35°,包括江苏、安徽、湖北中北部以及河南、陕西、甘肃南部等地,属中亚、北亚热带常绿阔叶落叶和针叶混交林区,天气较寒冷干旱。

由于品种不同、生长环境不同及种植方法不同,乔木型、小乔木型、灌木型茶树的形态亦非千篇一律。例如,乔木型茶树的叶片一般以大叶种、中叶种为主,但亦有很少部分的乔木型茶树的叶片属小叶种,如古六大茶山之一的倚邦,其乔木型小叶种茶树的茶叶,香气高扬,是清代贡茶之一。

第三节　茶疗所用茶树的选择

茶树由原始野生到栽培种植,由于种植方法不同、生长环境不同,以及经过自然杂交、人工杂交及育种,品种十分多。由于茶叶为日常饮料,市场庞大,故新育成的品种亦不少。对茶疗来说,好的茶树必须是其茶叶有良好的治疗作用,而如何选择有治疗作用的茶叶,主要应考虑茶树的品种、繁殖方法、树龄、种植的环境及方式,以及茶树的健康状况。

一、茶树的来源

中国各产茶区都有悠久的种植茶树的历史,都拥有不少老茶树,其中又以云南的老茶树数量最多、最为集中,且茶树品种亦最为丰富,故云南成为茶疗用茶的主要产区。云南茶树主要分布在南部及西部茶区,大部分品种以局部分布为主。同一个茶山所出产的茶叶,由于茶树的生长环境相同,制茶师的制法工序相若,所以茶叶性味相似,茶汤色、香、味的特征一致。例如布朗山系的茶叶普遍入口苦味较重。由于此类茶树多在自然状态下生长,没有品种隔离,所以同一个茶山,可以有多个不同茶树的品种,甚至在同一个地点,$100m^2$ 以内亦可找到两三个茶树品种。因此,我们不能完全单靠茶山的所在地点来推断茶叶的性味及功能。同样,同一个茶树的品种,因生长在不同的地方,其性味及功能亦有差异。

二、茶树的形态

中国茶疗法所选用的茶叶可从乔木型、小乔木型及灌木型茶树而来,其中,以乔木型茶树为多,其中一个原因是乔木型茶树的树根比灌木型要深,能深入地下各层,吸收各层土地的养分,使茶叶的各种成分更加丰富。乔木型茶树也是最接近原始型茶树的树种,根深阔广,其生长周期亦近于原始型茶树,寿命很长,能活上数百岁,乃至千岁。树龄越高,茶叶所蕴含的营养物质越丰富。至于小乔木型及灌木型茶树,部分品种优良、茶树健康、种植方式良好的,亦为中国茶疗法所选用。

三、有性繁殖与无性繁殖

茶树的繁殖方法有两种,分为有性繁殖和无性繁殖。茶疗法所用的茶树多是透过有性繁殖的方法繁衍。因为有性繁殖完成了所有遗传的过程,受父体及母体双方的遗传基因,如此则茶树生命力强、适应性广、寿命长,具有良好的治病功效。

有性繁殖是由两性细胞结合育生种子,也叫种子繁殖。茶树的种子称为茶籽。茶籽的生成是由茶树开花结果育成而来。每年茶树新梢上的腋芽分化成花芽,花芽在 6—7 月又开始分化,育成花瓣、花蕾、雄蕊及雌蕊等生殖器官。茶树约在 10—11 月开花,通过昆虫传粉,雌蕊受精,分化为原胚与乳胚,同时发育成果实及种子。翌年 10 月,果实成熟,果皮裂开,种子散落或播到土中,然后萌芽生长。茶树由开花到结果,长达 17~18 个月,因此,同一株茶树上,上年的果实发育与当年花芽分化可同时出现,这是茶树有性繁殖的特性。中国的茶树开花期一般在9—12月,但不同品种的茶树,花蕾开放与开花期有很大的差异。

无性繁殖则不经两性细胞结合,利用茶树的根、茎等营养器官,在人工创造的一定条件下,使之形成一株新的茶苗。茶树是一种再生能力很强的树种,故可利用各个器官,无论根、茎、叶,甚至细胞,都可以由这些分生组织直接进行分裂而产生新细胞,育成新茶苗。无性繁殖方法可有短穗扦插、压条、分株等。现在茶树的无性繁殖多以短穗扦插方法为多,将带腋芽和1~2片成熟叶片、长3cm左右的短穗扦插在适宜的土壤中,培育成新的植株,育成率较高。压条为扦插技术未成熟前常用的技术,直接把茶树的枝芽压在土中,固定一段时间,枝芽长出根,待成熟后剪断,移植至茶园。分株是从母体茶树分成若干带根小丛,进行分栽。

现代大部分的密集式茶园栽培茶树及新的改良品种,都采用无性繁殖方式。主要原因是有性繁殖是异花受粉,其后代容易产生变异,使茶园植株产生不一致的性状,不便于茶园管理和茶叶采摘。无性繁殖能保持母树的特征和特性,苗木的性状比较一致,便于茶园管理,亦有利于维持和扩大优质品种的生产。

透过有性繁殖方式育生的茶树,其器官发育完整,其中以根部发育尤为重要。只有有性繁殖的茶树拥有主根和侧根的结构,称为定根。以插枝、压条等无性繁殖方法种植的茶树并没有主根,只有不定根,分布在浅表的土层。由于茶树有很多物质都在树冠与根系密切配合下合成和转化,促进茶树生长,故透过有性繁殖的茶树,因定根的生长年期较长,分布范围较大,能深入地下各层,吸收及储存的养分较多,茶树较健康,茶叶品质较好,药用价值较高。而无性繁殖的茶树,其浅表的不定根吸收养分不足,影响茶树的生长,并且其生长年期短,茶叶的药用功能亦较弱。再者,由于有性繁殖育生的茶树较为健康,对大自然的细菌、虫害较具抵抗力,加上较少人工管理,没有受化肥、农药等伤害。而密集式茶园以无性繁殖育生的茶树,其茶树本身对细菌、虫害抵抗力较低,又进行施化肥、下农药、重修剪等茶园管理,使茶树的健康每况愈下。

因此,中国茶疗法用以治病的茶叶,无论是采自乔木、小乔木或灌木型茶树,都首选有性繁殖的品种。

四、树龄

茶树能生长数十年至数百年,甚至过千年不等。乔木型茶树的寿命较长,如现在中国云南拥有生长数百年,甚至过千年的野生及野放型乔木大茶树。灌木型茶树的寿命较短,一般只有数十年。小乔木型茶树的寿命一般在两者之间。

茶树的整个生育过程是根据外部形态的特征,而划分为六个时期,包括种子期、幼苗期、幼年期、青年期、壮年期和衰老期。有性繁殖的茶树是由种子发育而成,而种子必须经过开花结果的过程。从种子成熟开始,大约在2~3个月内,种子会萌发成为幼苗,幼苗出土后,渐渐长出第一片真叶,顶端出现驻芽,地上部分生长相对停止,为第一次生长休止。隔2~3周后,茶树再开始生长,并进入幼年期。幼年期至第一次孕育花果时期止,一般长3~4年。此时期顶芽不断生长,形成主干,分枝生长较为次要,无论是乔木型,或是灌木型茶树,茶主干明显,分枝细弱,树冠多呈直立式。同样,此时期树根的发展以主根为主,且主根明显,并向土层深处伸展,而侧根发育在前期很弱,至后期渐渐向深处和四周伸展。

茶树不断生长,开始结果,步入青年期,直至树冠基本定型为止,一般长3~4年。在青年期,茶树的主干顶端生长减弱,侧枝生长相对加强,使分枝增多,树冠渐密。园种的茶树因茶农会通过修剪分枝,刺激分枝生长,故园种的茶树树冠分枝级数较多,分枝向四周扩展较大。此外,地下部分主根随树龄增长而不断分生,使侧根发育茂盛,形成深根根系。茶树的树冠发育到一定程度而定型后,茶树进入壮年期,生长旺盛,开花结果,亦是茶叶收采的主要时期。往后,茶树不断生长分枝,后期出现自下而上的老化干枯,进入衰老期。此时主干开始衰老,根蘖萌发,不断出现侧枝更新,茶树便在不断衰老、不断更新下生长,直至死亡。

茶树的成年为第一次开花结果到出现自然更新为止。成年期的茶树生长旺盛,品质较好。一些自然生长的古茶树,根部较深,成年期较长,可达数百年之久。而无性繁殖的茶树,只有不定根,一般成年期较短,大部分在 25~30 年(生长环境好的茶树成年期会长一些)。茶树的树龄对茶叶的疗效有很大的影响。高茶龄的茶树具有广而深的根,能吸收大量的养分,由于多年养分的积累及转化,使茶叶的成分更为丰富,药用价值也就更高,故即使是优良品种的茶树,生长环境又十分理想,仍需要生长到一定的年份,茶叶的疗效才显著。一般而言,灌木型茶树的树龄较短,一般数十年,故能用于茶疗的茶树品种较乔木型和小乔木型为少。

五、生长环境

茶树的生长环境对茶叶的品质影响也相当重要。陆羽《茶经》说:"上者生烂石,中者生砾壤,下者生黄土……野者上,园者次。阳崖阴林,紫者上,绿者次;笋者上,芽者次;叶卷上,叶舒次。阴山坡谷者,不堪采掇,性凝滞,结瘕疾。"早在唐代,已累积不少种茶的经验,知道茶树喜温且湿的环境,宜生于阳崖阴林,不宜阳光直射;又认识到茶树宜生长于肥沃而土质疏松、排水良好的土地,不宜生长于黏性重的黄土;野生茶树的质量较好,园生茶树相对次之。

茶树是一种广生性植物,经过几千年的繁衍,能在生态条件变化较大的环境中生育。不同生态型的茶树品种所能适应的环境差异亦较大。生长环境包括气候及土壤。在中国,最适宜茶树生长的地区在北纬 24° 左右,包括云南西南部和广西南部等地。这些地区温度为 20~30℃,日平均温度 10℃ 以下开始萌芽,低于 10℃ 便进入休眠状态;在极端低温 –10℃ 以下,及极端高温 35℃ 以上生长停止;≥ 10℃ 年活动积温应高于 5 000℃;年降水量在 1 000mm 以上,生长季节月降水量 100mm 以上;新梢生长最适空气相对湿度 80% 以上,属亚热带常绿阔叶林区及热带季雨林、雨林区,四季温暖湿润,水热资源丰足。一些树龄较高的茶树都集中在此地区生长,而茶树亦多为自然生长,成为茶疗的用药宝库。

次适宜地区为北纬 26°~30°,包括广西和广东中北部、湖南和江西南部、福建武夷山等地,属南亚热带常绿季雨林及中亚热带常绿阔叶林区,春夏温暖湿润,部分地区有秋旱及冬寒的问题,影响茶树生长,而且土壤以红壤和黄红壤为主,属微酸性土质,适合小乔木型茶树,间或有灌木型茶树生长,其耐旱性较强,适应性较强。再北上北纬 30°~35°,包括江苏、安徽、湖北中北部以及河南、陕西、甘肃南部等地,属中亚、北亚热带常绿阔叶落叶和针叶混交林区,天气较寒冷干旱,土壤以黄红壤、黄棕壤、黄褐和紫色土为主,属中性或微碱性。此区多为灌木型茶树,形态多样,叶片可有大中小,耐寒性和耐旱性强。野生茶树由于不耐寒、不耐旱,故这地区鲜有野生茶树的踪迹。

气候影响树根的生长。南方气候温暖湿润,雨水充足,日照长,土层较温暖,树根能深入地下,吸引更多养分,故适合乔木型大茶树生长。北方天气寒冷,冬季结霜期较长,土层温度较低,故北引的南方茶树演变为根浅、植株矮化的耐寒品种,致使茶疗功效亦有所不同。种植茶树的土质如属沙土、壤土,质地疏松,底土无黏磐层,茶树的根生长得深而广。土壤的通气度好,排水充足,土温在 25~30℃,呈酸性,微生物及菌根多,土层丰厚,都有助于茶树根的生长。茶树的生长越茂盛,茶叶的品质及疗效就越高。土壤通气度差,排水不足,土温低,呈中性或碱性,缺乏有机物,微生物不足,土层浅薄,都不利于茶树根的生长,因此茶树亦较瘦弱。

优良茶树的生长环境又多与其他同科不同属,或同属不同组的植物一同生长,如金花茶、红山茶、油茶、大头茶、舟柄茶、木荷、厚皮香等。这些植物可作木材、榨油、观赏之用,但其芽叶不能作茶饮。优良茶树需与其他植物混杂生长,各植物之间的生长代谢物质能互相交换,使生长环境得以平衡,如此茶树才能健康生长。反之,密集式的茶园中并列的全是茶树,没有其他植物共同生长,如此单一化的环境,使得生长环境失去制衡,不利于茶树成长。

六、种植方法

适当的种植方法对茶树的健康极为重要。茶疗不用密集式茶园的栽培茶,除上述种种因素外,亦因为不少茶园的管理不当,种植方法如修剪、施肥、下农药等,使茶树的品质下降,导致茶叶失去治病的能力。

过度采收及修剪不当严重影响茶树的健康。茶树从根部吸收泥土中的养分及水分,由叶片进行光合作用及呼吸作用,生产各种营养物质输送及储存在各个器官中。大部分植物用作食用的都是果实这些生殖器官,而茶树所利用的部分为属于营养器官的茶叶,如茶叶收采过量、过早收采或修剪不当,则导致茶树无法更好地进行光合作用及呼吸作用,便会失去足够的养分继续生长,从而使茶树的健康受到不良影响。优良茶树一般不做太多修剪,采收亦适度,以保留足够的营养器官。茶树健康生长,茶叶品质才会优良,治病的功能才明显。相反,茶园管理如果只顾茶叶的产量,通过不当的收采,或过度修剪以刺激树冠生长,加大产量,会使茶树营养不足,那么,茶叶品质便大大下降。

　　优良的茶树由于生长健康,往往不需人工施肥。密集式的茶园由于提高产量的需要,都为茶树额外进行施肥。肥料可分为有机肥料及无机肥料。施肥可直接用于土壤,或撒在叶片上。不少茶农为了增加产量,过量施用肥料,或施用不合适的肥料,使土壤过度酸化及盐化,破坏土壤微生物生态系统,影响茶树的生长,使茶叶的品质下降。其次,茶树的吸收利用率低,只占肥料的三四成,其余部分固定在土壤中,还有部分经挥发、分解、渗漏淋溶,移出土壤。固定在土壤中的肥料污染茶园土壤,除了使土壤酸化及盐化外,部分化肥还含有一定量的重金属,污染土壤。长期使用化肥,还会使土壤有机物质含量下降,蓄水保肥的能力下降,致使肥料的吸收利用率降低。此时再加大施肥的数量,只能是恶性循环,更不利于茶树生长。

　　施肥不当可使土壤酸化,而土壤中原来含有的矿物质,亦容易游离出铅等重金属,被茶树吸收。加上部分茶园离民居太近,或一些风景区的茶园,由于太多汽车来往,汽车尾气中的铅随空气飘移,散落在茶叶上或土壤中,亦可被茶树吸收。在各种重金属中,铅是茶叶中常发现的重金属。虽然铅在茶树内的活性低,且茶树由根部吸收,向茎、叶部分输送的比例低,在茶汤的释出量亦较少,但茶叶作为一种长期饮用的饮品,日积月累,对身体的影响也不能忽视。故茶疗所用的优良茶树除不施用化肥外,其生长的地点也必须是远离公路的偏远地方。

　　优良的茶树还需注意不可使用生长激素。部分茶农为了增加产量,尤其是为了使茶树早日发芽,使用"催芽剂"等生长激素,刺激茶树萌发新芽。生长激素残留在叶芽上,渗入茶树及土壤中,影响茶树的代谢及生长,使茶树易出现早衰现象。过早催生的芽叶,新梢生长力弱,而且缺乏由土壤而来的养分,不能像正常新梢一样健康生长,容易形成夹叶,叶面面积细小,营养成分不足,茶叶应有的内含物亦减少。此外,为了增加茶叶的重量,还有人使用一些生长激素使叶面面积增大,叶片变薄,茶叶内含物减少,造成品质下降。如此一来,茶叶的治病功能不单大打折扣,对身体也有百害而无一利。

最后,不得不谈谈农药。农药用以抑制茶园的杂草生长,以及防止、治疗茶树所受病菌及害虫的伤害。无论是杀草剂、杀菌剂或杀虫剂,还是化学农药或生物农药,对土壤及空气的污染、茶树的生长、茶园的生态平衡、饮用者的健康都带来负面的影响。农药部分沉积在芽叶表面,部分渗入茶树内各组织,而且喷洒的过程中,超过七成的农药流失到土壤中,部分由根部再吸收到茶树中。此外,部分农药污染水源,或随空气飘移,间接地又回到茶树中。农药影响茶树的生长,影响茶叶内含物的生成及转化,降低茶叶的治病功效。即使没有农残超标,对于应给人带来健康的药品而言,还是可免则免。

除了注意茶园本身的管理,做到不施化肥,不使用农药及激素外,亦要注意茶园土壤、水源、空气本身是否已受污染。污染来源除了茶园本身之外,亦有可能来自周边的工业园区、农地或民居。

第四节 产地不同对茶叶药用性质的影响

茶树的产地不同,生长环境不同,水土各异,对茶的性味以及药用功能都有所影响。《本草纲目拾遗》记载"罗"(即顾渚紫笋)喜阳光,"洞山南向,独受阳气,专称仙品",故顾渚紫笋性不寒,适合"涤痰清肺,除烦消臟胀"。至于台湾的水沙连茶,生于"深山中,众木蔽亏,雾露濛密,晨曦晚照",故"性极寒","疗热症最效,能发痘"。中国现代出产的茶叶,分布于四大茶区——西南茶区、华南茶区、江南茶区和江北茶区。西南茶区包括云南、四川、贵州及西藏东南部,华南茶区包括广东、广西、福建、台湾、海南等地。这两区由于平均气温较高,冬不寒冷,故寒性较低。江南茶区包括浙江、湖南、江西等地,江北茶区位于长江中下游北岸和河南、甘肃、山东等省。这些地区冬季气温较低,最低可达 -10℃,故茶叶寒性一般较强。

历代典籍都记载茶叶味甘苦,其实大多数茶叶除甘苦外,本身或具有酸、咸味,少部分更具有辛味。产地和品种的不同,对茶叶各味的偏重有很大的影响。以云南产茶区为例,南糯山出产的茶叶甘味较重,南糯山以东的勐腊的某些茶叶带有酸味,南糯山以南的布朗山出产的茶叶苦味较重,南糯山以西的巴达山的某些茶叶略带辛味,南糯山以北的临沧出产的某些茶叶略带咸味。这些茶区的五味分布与传统五行的理论不谋而合。传统中医以五行配五味、方位、季节、五脏等等。《素问·阴阳应象大论》记载:"东方生风,风生木,木生酸,酸生肝";"南方生热,热生火,火生苦,苦生心";"中央生湿,湿生土,土生甘,甘生脾";"西方生燥,燥生金,金生辛,辛生肺";"北方生寒,寒生水,水生咸,咸生肾"。云南产茶区的五味分布在某种程度上符合中央土生甘、东方木生酸、南方火生苦、西方金生辛、北方水生咸的五行规律。

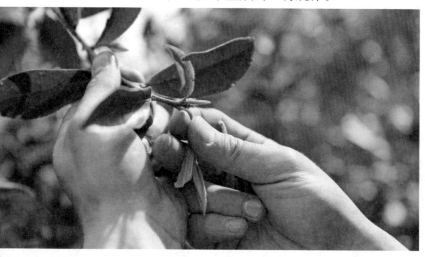

第五章

茶疗用茶的制作

《茶经》有言："采不时，造不精，杂以卉，莽饮之成疾。"因此，若要发挥治病功能，茶叶与其他中药一样，在采收和炮制工序上，必须十分谨慎。鲜茶叶味苦性寒，必须加以炮制，使其性味改变，以适合治疗各种病证，便于临床应用。传统的制茶工序都着重于提高茶的色、香、味，使饮用茶品成为一种享受，而对于茶疗来说，茶叶必须有正确的采收工序，才能确保鲜茶叶的质量，而炮制的首要重点在于按治疗需要，把鲜茶叶加以炮制，使其能充分发挥治疗作用。茶叶采摘是否恰当、炮制是否恰当、炮制方法的不同，都直接影响其药效。因此，中国茶疗法的医师除了使用坊间已炮制好的茶品外，更多是按照治病的需要，在制茶工序上做精心安排，以达预期的治疗效果。

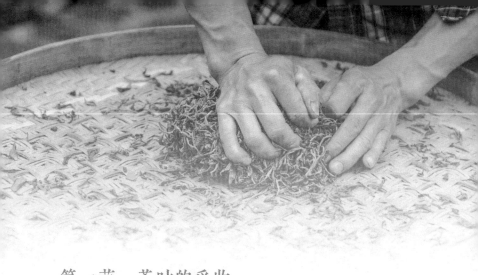

第一节　茶叶的采收

采收是茶叶制造的开始,如果采收不当、原材料不良,无论炮制工艺如何精进,也难有疗效。再者,茶叶的采收,又如农作物的收获,采收不善,不但影响当年收成多少,亦会损害茶树,妨碍茶树的发育。所以,茶叶采收的季节、时间、技术等,影响着茶成品当年的收成、质量及茶效,亦影响着茶树的成长,以及日后该茶树的所有茶叶质量。用于茶疗的茶树品种很多,各地茶区均有适合当地品种、天气、地理、人手等条件而发展出的一套最有效的采收方法,包括采收的日期、时间、手法等等。中国茶疗法对所用茶叶有一定的采收要求,一般都应遵循各地茶区的采收时间及方法。

一、采收的季节

古代采茶作药,没有多少采收的技术及要求,但随着茶作为日常饮料,茶疗亦日渐成长,对采收的重要性便有了进一步认识。唐代《茶经》说:"凡采茶,在二月、三月、四月之间。"明代许次纾《茶疏》说:"清明太早,立夏太迟,谷雨前后,其时适中。"程用宾《茶录》记载:"问茶之胜,贵知采候。太早其神未全,太迟其精复涣。前谷雨五日间者为上,后谷雨五日间者次之,再五日者再次之,又再五日间者又再次之。白露之采,鉴其新香;长夏之采,适足供厨;麦熟之采,无所用之。"虽然至明清两代,茶叶的采收已有四季采茶,但前人认识到春茶的品质较好,采茶以立夏以前尤多。

中国茶疗法所用的茶叶都是春茶。《黄帝内经》曰:"春生夏长,秋收冬藏,是气之常也,人亦应之。"万事万物应四时之气而生,茶树亦然。茶树经过冬天阳气内藏,蕴含着最多的营养成分,待春天万物生长,则茶叶所含的内含物最为丰富,而疗效亦最理想。故春茶性寒中带有阳气,寒性较低。在五味变化方面,春茶经秋冬休养生息,阳气充足,春梢芽叶肥壮,色泽翠绿,其香气较醇厚,甘味浓郁。从茶树的植物学层面上看,茶树在冬季休眠期,茶芽因低温而不萌发,大量的营养成分累积在茶树体内,养分充足,待春季气温回升,又有适当充足的水分,茶树便大量萌芽,故春茶产量丰硕,而茶芽及茶叶内的成分相对充足;加上春天气温相对较低,有利于芳香物质的合成及积累,所以春茶滋味鲜醇,香气高,而疗效亦显著。现代研究证实,同一个茶品,春茶中的氨基酸含量最高,茶多酚含量较低,酚氨比明显低于夏秋茶,故口感较好,品质较佳。

夏茶品质不如春茶。夏季万物处于成长之期,大地的阳气从土地中散尽,散落在空气之间,土地处于阴气最重之时,故雨水后采收的茶叶,其寒性较重。夏天气温高,芽叶生长过于快速,养分相对不足,能溶解于茶汤的内含物减少,滋味、香气比春茶低;加上日照较强,苦涩味的茶多酚含量较高,其苦寒之性较重,脾胃较虚人士不宜饮用。

至于秋茶及冬茶,由于秋冬时,土地的阳气处于蕴藏期间,故茶树所得的阳气介乎春茶与夏茶之间,其寒性高于春茶,而较夏茶为温。秋茶的气候条件在春夏之间,由于茶树在春夏两季生长,新梢芽养分不足,所以茶汤的内含物减少,滋味和香气较为平和。茶树在冬季生长缓慢,新梢芽养分逐渐增加,茶汤滋味醇厚,但茶汤内含物比春茶仍少。

中国茶疗法只以春茶为药,尤以春季第一次采收的茶叶入药,因为春茶得秋冬收藏之阳气,春梢芽叶肥壮,色泽翠绿,叶质软,幼嫩芽叶毫较多,质量较夏茶好,故疗效亦较高。至于确切的采茶日期,则因茶树的品种、茶区的天气、种植的海拔高度等因素,每个茶区的日期都有所不同。例如,云南、桂南一般在三月末或四月初开始采收,武夷茶区在四月中才开始采收。同一个茶区,亦可因每年气候不同,采收日期有少许改变。此外,海拔高的,气温较低,采收较迟;海拔较低的,气温较高,采收较早;向阳生长的,气温较高,采收略早;向北生长的,气温较低,采收略迟。

二、茶叶的老嫩

影响茶疗功效的一个决定性因素是鲜茶叶的老嫩。《茶经》说:"茶之笋者,生烂石沃土,长四五寸,若薇蕨始抽,凌露采焉。茶之芽者,发于丛薄之上,有三枝、四枝、五枝者,选其中枝颖拔者采焉。"正确的采摘及加工工序,可使茶叶外形美观,以及尽量发挥其内含物的功效。

采收的鲜茶叶愈嫩,其所含各种有效成分愈多,疗效亦愈佳。茶叶的有效内含物,均随茶叶之长大而减少,故嫩叶有效成分含量比老叶为多。嫩叶由分生细胞组成,细胞小而细胞膜较薄,原生质浓度较高,细胞间空隙小,故炮制完成的茶品,条索整然,不易破碎,茶汤、滋味、香气都较佳。老叶由永久组织的细胞所构成,细胞大而细胞膜较厚,由木栓质角皮质纤维组织所构成,原生质浓度降低,细胞间空隙大,制成品多为碎末,茶形粗松,茶汤、滋味、香气都不及嫩叶。

宋徽宗的《大观茶论》记载："凡芽如雀舌谷粒者为斗品，一枪一旗为拣芽，一枪二旗为次之，余斯为下。"此论认为采用一芽一叶为上品，一芽二叶次之。中国茶疗法所用的叶芽，有的只以芽入药，亦有一芽一叶、二叶或三叶。一芽四叶或以上的茶品，品质不佳，疗效亦减低，故不宜作茶疗之用。

三、采收的方法

由于中国茶疗法所用的茶叶并非来自大量生产的密集式茶园，故采收多以人手操作，并按茶品的需要及树冠的形态，决定采茶的手法。人手采收茶叶能以采茶者的肉眼分辨茶叶的老嫩，标准划一，故采收的茶叶质量较好。手法正确可避免对茶树的不必要损害。缺点是成本高，人手不足，以致难以做到及时采收，产量较低。

采收的过程中，为防止茶叶变质，亦应注意采收时要使芽叶完整，不可紧压茶叶，放置茶篮亦不可紧压，避免芽叶破碎、叶温增高；采下的鲜叶要放置在阴凉的地方，并及时进行适当的制茶工序；运送鲜茶叶时，容器应注意卫生、透气及没有异味。此外，还需注意，要有足够的留叶数量，若采收太过，留叶太少，则茶树的叶面积减少，光合作用不足，影响有机物质的累积，进而影响茶叶的产量及品质，使茶效亦有所减退。相反，采得过少，留叶过多，消耗茶树的水分及养分，造成树冠郁闭，分枝少，发芽密度减少，亦会影响茶叶的产量及品质。

第二节　茶叶炮制的目的

中国人饮用茶的历史超过三千年。人们最早使用茶叶，是"生煮羹饮"，并没有进行任何加工，直接煮饮。后来，人们为了在茶叶生长停止的秋冬季节饮用茶叶,便把鲜茶叶晒干,以便贮藏。随着饮用茶叶的人渐多,制茶技术的进步,茶叶的加工从单一工序晒干,逐渐发展出杀青、萎凋、渥红等工序,以去除茶叶的苦涩味、草青味,增加茶的香气及滋味,同时亦改变了茶的性味及治病功能。

茶叶炮制的目的大致可以归纳为如下几个方面:

1. 干燥药材,便于贮存　无论绿茶、白茶、黄茶、红茶、黑茶及青茶,经过了不同的制茶工序后,最后都要有干燥的过程,如通过烘焙干燥、锅炒干燥、日晒干燥等处理,使茶叶水分减少,防止霉变或腐烂,便于保存,久不变质。

2. 改变形状,便于贮存　茶叶的造型可分散茶、团块形茶。散茶的形态可以是卷曲条形、扁形、圆形、颗粒形、花朵形等,而团块形茶可以是砖形、碗形、饼形、枕形等。改变茶叶的形状,有利于茶叶的贮存。

3. 稳定疗效　鲜茶叶味甘苦、性寒,能清热解毒。收采后的鲜茶叶如没有加以处理,则茶叶内的酶会发挥催化作用,使茶叶发酵变红,从而寒性降低,清热解毒的功能亦有所影响。杀青的工序可以在短时间内通过高温破坏酶的催化作用,停止发酵,保存茶叶内原有的寒性,稳定茶叶的清热解毒功能。

4. 改变性能或功效,扩大应用范围,使之能适应病情需要　鲜茶叶味甘苦、性寒。茶叶的加工工序中,渥红、渥堆、干燥等工序,都使茶叶的寒性有所减退,甚至使一些茶叶有温通的功能,从而增加了茶叶能治疗的病种,亦使其适合一些体质偏寒的人士饮用。

5. 纯净茶叶,保证品质,区分等级　采收茶叶的过程中,鲜茶叶或许会夹带沙石及其他异物,只有除去这些杂质,使药物纯净,才能确保用量准确、利于服用。再者,在炮制的工序中,区分茶叶的老嫩,可方便之后工序如揉捻、干燥等的处理。对于品质不同的茶叶,必须分拣,区分优劣等级。

第三节　各种茶类的炮制

中国制茶的历史至少有三千多年。在明清以前,人们只懂得以蒸青、炒青、烘青、晒青等工序,将鲜茶叶制成绿茶。明清开始,制的工艺有很大的改进,发明了很多新的制茶方式,基于炒制绿茶的经验,发展出黄茶、黑茶、白茶、青茶、红茶、普洱茶等制法。各种制法的演变,除了改变茶叶成品的外形、香气,茶汤的色泽、滋味及香气外,对茶的性味、归经,以及治病的功能都有所改变。中国茶疗法炮制茶叶的工艺都是沿用传统制茶的工序,不同的是,茶疗师会按需要对工序作出微调,以达到增加治疗效果的目的。茶疗师对茶的炮制亦必须有深入的认识,重点是要清楚知道每个制茶的工序,对茶叶的性味、功能起什么作用。

中国现代制茶技术可制作出多种不同的茶类,包括绿茶、白茶、黄茶、红茶、黑茶、青茶及普洱茶。这些茶类的分别,除了茶汤颜色上的差异以外,最重要的是它们的炮制方法不同。

各茶类的基本制作工序如下:

1. 绿茶类　鲜叶→杀青→揉捻→干燥
2. 黄茶类　鲜叶→杀青→揉捻→闷黄→干燥
3. 黑茶类　鲜叶→杀青→揉捻→渥堆→干燥及紧压
4. 白茶类　鲜叶→萎凋→干燥
5. 红茶类　鲜叶→萎凋→揉捻→渥红→干燥
6. 青茶类　鲜叶→萎凋→做青→炒青→揉捻→干燥
7. 普洱类　鲜叶→萎凋→杀青→揉捻→干燥及紧压(生茶)
　　　　　　　↳渥堆→干燥及紧压(熟茶)

各种茶类的基本制作工序包括杀青、揉捻、萎凋、渥红及做青、渥闷（渥堆及闷黄）及干燥六道工序。不同的茶类选取其中几道工序，如绿茶、黄茶、黑茶以杀青工序开始，而白茶、青茶、红茶等以萎凋工序开始，而所有茶类都以干燥为最后一道工序。不同工序的组合及次序可制出不同的茶类，而相同的工序，由于工序的技术控制不同，茶品的滋味、性味及功能亦有所差异。

一、绿茶

明清以前，人们所饮用的茶绝大多数都属于绿茶。人们把鲜茶叶摘下，以日光晒青、蒸青等方法，把茶的青草味及苦涩味去除，然后把茶叶晒干或风干，这是现代绿茶的雏形。现代炒青绿茶的工序，与明代相若，都是把摘下的鲜茶叶，杀青抖抄，散去水气，然后摊放或通气散热，进行揉捻，再以炒干或烘干方法，把茶叶干燥成品。

(一) 杀青

杀青是决定绿茶性味的最重要工序，也是制绿茶的第一个工序。青是指鲜茶叶。杀青的意思是使茶叶迅速加温，破坏茶叶的组织，以彻底破坏酶的活性，制止酶促作用，即抑制发酵，使茶叶保持固有绿色，保留最多的多酚类化合物；同时使叶绿素从叶绿体中释放出来，在茶叶冲泡时，更容易溶解在茶汤之中，使茶汤色碧绿，叶底翠绿。此外，杀青可去除青草气，增加茶叶的香气及滋味，又能减少茶叶内的水分，使茶叶变软，方便进一步加工。

针对绿茶的科学研究证实，经过杀青的工序，绿茶保留了多酚类化合物及蛋白质。杀青这道工序破坏了酶的催化作用，停止了发酵，使鲜茶叶内含物变化减至最少，茶叶苦寒之性不会因发酵而降低。在各种茶类中，只有绿茶、黄茶、黑茶及普洱茶有杀青的工序。除了绿茶外，其他的茶类都有在杀青工序后，进行不同程度的发酵工序或氧化过程。因此，绿茶在众多茶类中,最能保存鲜茶叶的原有苦寒之性,使其清热泻火功效比其他茶类要好。

绿茶一般以高温杀青,一般要求1~2分钟内加温至85℃以上,锅温多在200℃以上。杀青的方法不同,茶叶叶温升高的速度不一。例如,蒸青过程中,叶温升高较慢,茶叶内含物转化时间增长,而锅炒杀青,叶温升高较快,茶叶内含物转化时间便较短,故茶成品的茶多酚含量,蒸青比炒青少。茶叶的性味由众多内含成分的结合而定,茶多酚只是其中一种。杀青过程中,茶叶内含物转化的时间越短,茶叶的性味与鲜茶叶越接近,苦寒之性越重。因此,在制造绿茶时,亦可以从调整工序的操作(如控制火温、杀青时间、投入叶量等)入手,改变茶叶的性味,提高疗效。

(二)揉捻

揉捻是把茶叶搓揉,使茶叶面积缩小卷成条形,或团揉成半球形或球形。揉捻是做形的工序,除了少部分绿茶不进行揉捻工序外,一般在制绿茶过程中,都有揉捻的工序。绿茶在杀青后进行揉捻,目的以造型为主,同时揉破茶叶细胞壁,使成分易于溶解,以利于冲泡,故揉捻对绿茶的性味影响较小。

揉捻可分热揉、冷揉。热揉是指杀青后,叶子不经摊凉趁热揉捻。冷揉是指杀青后,叶子经过一段时间放凉,使叶温下降到一定程度后,再进行揉捻。老叶含纤维素较多,适合热揉,有利于塑形,但内含物转化较多。嫩叶如果热揉,叶绿素容易被破坏,使茶汤容易变黄,产生低闷味,故宜冷揉。由于茶疗所用的茶叶多为嫩叶,同时由于绿茶的内含物转化不宜多,故以冷揉较多。

(三)干燥

干燥是所有茶类的最后一道工序,以炒干、烘干、热风、日晒、红外线干燥、微波干燥等方法,减少茶叶内的水分。干燥工序减少了叶片水分,使茶叶便于存放,同时,因受热力及水分减少的影响,虽抑制了酶促反应,停止发酵,但热化学变化亦使茶叶的内含物有不少变化。此外,加温干燥还可以消除闷气味及青草气味,增加茶香。所以,干燥并非单纯是一道去除水分的工序。利用不同温度、时间进行干燥,对茶叶的性味影响很大。

干燥工序是影响茶叶寒热性质的重要因素。干燥过程中,除了水分蒸发,叶片亦发生复杂的热化学变化。鲜茶叶性本偏寒,各种干燥方法都会使茶叶的寒性降低。干燥的温度越高,以及干燥程度越高,寒性降低的程度越大。刚完成干燥工序的茶叶,因茶叶火气太重,不宜立即饮用。干燥不当,干燥不足,茶叶水分过多,则容易潮湿发霉,不利于存放。干燥太过,出现老火味、焦气味、烟气味,则使茶叶燥热程度太强,不宜饮用。一般而言,采用低温干燥方法,所用的时间较长,茶叶的内外水分得以充分除去,故即使存放良久,其寒热性质也不会有太大改变。相反,如果急于完成干燥工序,以高温把茶叶加以干燥,往往茶叶的外表干燥完成,但内里水分仍在,在内的寒性不退。这些茶叶,存放一段时间,外表热气减退后,其内在寒性浮现,性质便大所不同了。可见,干燥能令茶叶的性质发生很大的变化,因而对其治病功效的影响很大。

二、黄茶

古代文献早有对黄茶的记载,但当时的黄茶是指茶树的特殊品种,即茶树本身的芽叶自然发黄而得名。后来,人们在绿茶的制茶工序中,发现杀青后或揉捻后,不及时干燥或干燥程度不足,叶质变黄,导致茶叶及茶汤变黄,有别于绿茶滋味的新茶,便是黄茶。黄茶的炮制方法是在绿茶制作工序基础上,先把鲜茶叶杀青、揉捻,然后再进行黄茶独有的工序

"闷黄",最后干燥成品。

(一) 杀青及揉捻

同绿茶一样,制作黄茶需要先把鲜茶叶高温杀青,工序相若。不同的是,部分黄茶杀青时,投叶量偏多,锅温偏低,时间偏长;如为炒青,操作时少抛多闷,即减少叶片在锅内快速翻动,增加叶片平均摊放在锅中加热,使茶叶处于湿热条件下时间较长,叶色略带黄色,以利于之后的闷黄工序。

揉捻不是黄茶的必要工序,部分黄茶,如君山银针、蒙顶黄芽等黄茶不进行揉捻,而霍山黄芽、鹿苑毛尖、北港毛尖等黄茶只在杀青后期在锅内轻揉,没有独立的揉捻工序。进行揉捻的黄茶一般采用热揉,即茶叶在杀青后,叶子不经摊凉趁热揉捻,使茶叶在湿热环境下容易揉捻成形,同时有利于加速闷黄的进行。

(二) 闷黄

闷黄是黄茶独有的工序,在茶叶经过杀青、揉捻后,或在杀青后,用纸把茶叶包好,堆在一起,放在一定的温度及湿度下,使茶叶中多种内含物发生酶促反应,催化茶叶氧化,叶绿素含量锐减,从而茶叶转为黄色。因此,导致茶叶水浸出物亦有变化,产生黄茶独有的杏黄汤色及醇厚爽口的滋味。

研究指出,黄茶在受热作用过程中,叶绿素大量破坏,叶内的黄色物质得以显露,而茶叶内多酚类化合物的含量亦较绿茶少,其中,脂溶性黄烷醇类大量减少,水溶性多酚类化合物减少并不多。鲜茶叶进行了杀青的工序,先破坏了茶叶内酶的活性,停止了发酵的过程。此时,茶叶寒性较重,而经过黄变的过程之后,茶叶的内含物氧化转化,苦寒之性降低,故黄茶比绿茶的苦寒之性为低。闷黄的程度往往使各种黄茶的性味有所差异。每一种黄茶的黄变要求亦不同。可通过控制闷黄的时间、含水率、叶温等,使闷黄的程度不同。黄变程度越大,苦寒之性降低越多,茶品便较为温和。

（三）干燥

黄茶干燥以炒干和烘干为主,其操作有一大特色,即干燥控制的温度比其他茶类为低,且多为先低后高。低温使茶叶水分散失速度减慢,有利于在湿热环境下,一方面进行干燥,一方面继续闷黄。因此,炮制黄茶时,亦可以通过干燥工序控制黄变程度,进而影响黄茶的性味及疗效。

三、黑茶

黑茶有两大概念,首先是在宋代开始,由四川绿茶运销西北,为方便运送,故蒸制压缩,成为边销团茶。由于运送需要时间,加上途中湿热天气,使茶叶湿堆变黑,于是人们有了变色的认识,发明了黑茶的制茶工序。后来,人们开始在绿茶的杀青、揉捻后,把茶叶渥堆,使茶叶变为黑色,然后烘干,成为黑毛茶。黑茶的炮制方法是先把鲜茶叶杀青、揉捻,然后进行黑茶独有的"渥堆"工序,最后干燥成品。

（一）杀青及揉捻

黑茶的杀青工序与绿茶相若,不同的是,为配合渥堆这个后发酵的工序,多以低温杀青。除投叶量偏多、锅温偏低、时间偏长外,部分黑茶会洒水,闷炒、透炒交叉进行,或加盖闷炒。

黑茶杀青后,在叶温仍高时,便进行热揉,利用湿热作用,使茶叶的内含物产生热化学反应,产生独特的香气及滋味。由此可见,揉捻除了达到造型的目的外,其产生的湿热,还有利于渥闷的过程。因此,为了提高茶成品的品质,配合不同原材料的炮制需要,不少黑茶都会进行多于一次的揉捻,有初揉、复揉之分。

（二）渥堆

茶叶在杀青、揉捻后,便进入渥堆工序,把茶叶摊放在渥堆房,在茶叶上添加菌种以助发酵,并泼水增加茶叶湿度,同时以布覆盖。添加菌种、泼水、覆盖之后,利用茶叶外在的微生物,透过湿热作用,使茶叶的内含物发生热化学反应,进行合成及分解,并分泌各种胞外酶,使叶中内含物发生酶促反应。部分人称这一过程为"后发酵"。黑茶属于仅次于红茶、发酵第二重的茶类,产生低刺激的口感、醇厚的味道、深红或黑色茶汤。

科学研究指出,在渥堆过程中,叶绿素几乎全部降解,类胡萝卜素也有较多降解;大部分茶多酚氧化聚合成水溶性有色产物茶黄素、茶红素及茶褐素,茶叶内多酚类化合物的含量亦远较绿茶和黄茶少。黑茶多以低温杀青,多次揉捻,茶内含物的转化时间较长,加上渥堆工序,使茶叶发酵,把茶叶的苦寒之性进一步降低。黑茶发酵时间较长,发酵程度较高,使茶叶的内含物氧化转化很大,鲜茶叶的苦寒之性大大降低,与红茶同属温性较重的茶类。黑茶的性味主要来自渥堆工序,不同的渥堆操作,渥堆温度、湿度、时间的控制,以及堆叶的厚度、翻动的次数、渥堆的次数等等,都影响着黑茶的性味。

(三)干燥及紧压

黑茶干燥以日晒、炒干和烘干为主,其操作与其他茶类相若。由于黑茶为后发酵茶,故黑茶亦可通过累加湿坯的烘焙方法,将茶叶加火烘焙。当叶温升高时,加上湿坯使叶温下降,再加火烘焙,反复操作,如此一来,茶叶温度经过几升几降,使黑茶在干燥的同时,继续发酵,有利于黑茶的品质。

黑茶可以是散茶,但更多是紧压成圆形、砖形茶饼,以方便运送及存放。紧压茶的工序包括称茶、蒸茶、压紧、退模、干燥及包装。黑毛茶原料本身已经过渥堆工序,已经历重度发酵,之后的湿热作用,会使茶叶的内含物转化较少。但对于茶疗来说,在每个工序中,茶叶内含物轻微的转化,对茶成品的性味亦有轻微的影响,因此在治疗上亦可配合各种病证的需要,协调各个工序,使茶成品更能对证用茶。

四、白茶

白茶亦有两大概念,一是指茶树品种芽叶白毫多,披满全叶,如福鼎银针白毫;另一概念是以制法而言,明代人们发现在炒绿茶时,茶芽容易炒断炒焦,尝试把茶叶收采,摊放后直接烘干,便成了白茶。白茶制造方法虽说是明代才确立,但在汉代或以前,人们把鲜茶叶摘下,干燥以便存放,而未能及时干燥的,便把茶叶摊放片刻,这种做法,便是白茶的雏形。

白茶是各茶类中工序最简单的一类。白茶只有萎凋及干燥两个工序,即把鲜茶叶摘下,在一定温度、湿度及通风等条件下摊放,使水气蒸发,并经历微发酵,然后再进行干燥。萎凋是制作白茶工序的重点,而干燥工序与一般绿茶工序相若,故本节不再重复说明。

萎凋

萎凋是把鲜茶叶在一定温度、湿度及通风等条件下,薄薄均匀摊放,使水气蒸发,以达到减少茶叶内水分,使茶叶变软,方便揉捻的工序;同时,促进叶内酶的活性,使茶叶变为适于发酵状态。此外,萎凋亦可减少烘焙时必需蒸发的水分量,去除青草气,并配合之后的工序,增加茶叶的鲜爽滋味及香气。萎凋时,鲜茶叶内水分减少,细胞失去膨胀状态,叶质变柔软,叶面积缩小。叶内含物在萎凋过程中水解、氧化,改变茶成品的香气、滋味、汤色,以致治病功能的转变。

有关白茶的科学研究指出,白茶在萎凋过程中,叶绿素在叶绿素酶的作用下发生分解,部分多酚类化合物氧化成有色聚合物,而氨基酸含量有所增加。绿茶、黄茶先把茶叶杀青,故茶叶的内含物转化较少,故性味偏苦寒。白茶仅次于两者之后,亦属于寒性偏重的茶类。白茶萎凋较重,使茶叶内含物水解、氧化,苦寒之性因而降低,但由于白茶的发酵程度轻,所以属于偏凉的茶类。此外,萎凋的程度不同,所产生的香气也不同。香气不同表示其芳香物质的差异,其疗效亦有不同。

白茶的炮制工序只有萎凋及干燥,鲜叶在萎凋过程中轻度发酵,发酵程度在 5%~10%,萎凋后随即干燥。白茶的性味又可以通过控制萎凋的各个细节加以调控,包括萎凋环境的温度和湿度、萎凋时间、风力、摊叶厚度、翻叶次数等等,以控制发酵程度,改变性味,从而配合病证的需要。

五、红茶

人们从黑茶渥堆中认识到发酵技术,发展了渥红工序,使茶叶发酵变红,茶汤滋味、色香大大改变。明代开始制造红茶,制造出特有松木烟熏的小种红茶。到清初,小种红茶又发展到工夫红茶,广受欢迎。红茶的制造工序包括萎凋、揉捻、渥红及干燥。在各个工序中,渥红是令红茶性味转化的主要工序,但对于红茶来说,萎凋、揉捻的前期工序,对渥红发酵亦十分重要。

(一)萎凋

红茶以萎凋为第一道工序。红茶萎凋如白茶一样,目的是减少叶片水分,使其变软及增加芽叶的韧性,便于之后的揉捻工序;而萎凋过程中,叶温升高,鲜叶的含水量减少,内含物水解、氧化,亦为之后的渥红工序做准备。制茶工序实践证明,叶片不经萎凋,或用其他方法快速失水,都不能制作出红茶的特有滋味及香气,使品质降低。相对于白茶而言,红茶的萎凋较轻,因萎凋太重,茶叶条索紧细,香味稍淡,汤色稍暗,影响品质。红茶萎凋以含水量为 60%~62% 为宜,叶片柔软,叶色由鲜绿变为暗绿,叶面失去光泽,叶脉呈透明状,味清香,无焦边现象。

（二）揉捻

萎凋后,进行揉捻。红茶的发酵过程在揉捻的过程中已经开始。制造红茶时,先以萎凋工序,促进叶内酶的活性,使茶叶变为适于发酵状态。但由于细胞壁阻隔,不易与空气接触,不易发生氧化作用,故揉破茶叶细胞壁,使茶汁释出,与氧迅速接触,加速氧化。揉捻时压力越大,时间越久,茶叶细胞破碎的程度亦愈深,发酵程度也越深。因此,红茶的萎凋及揉捻,对渥红的工序十分重要。

（三）渥红

渥红是指茶叶经揉捻后,置于一定的温度、湿度和供氧的环境,适当地向叶层加入潮湿空气,使茶叶进行多种不同程度的酶促氧化,直至茶叶由青绿色变为黄绿,再变为红铜色,同时青草气味消失,气味由强烈青草气变为清香、兰花香、桂花香、果香及熟香等,从而完成发酵过程。由于红茶不经杀青工序,催化酶活性高,氧化的速度快、深度足,故红茶是六大茶类中发酵程度最高的茶类,而发酵的程度又按不同的红茶茶品有轻微的差异。

有关红茶的科学研究指出,渥红使大量多酚类化合物被氧化、聚合、缩合,茶多酚成分大量减少,叶绿素、氨基酸及类胡萝卜素降解,有色化合物如茶黄素、茶红素和茶褐素增多。红茶的渥红工序,使红茶成为发酵程度最高的茶类,故其性亦较其他茶类为温,其苦涩之味亦减退,适合于寒性病证,常用作温通经络之用。红茶的性味主要来自渥红工序,不同的渥红操作,渥红温度、湿度、时间的控制,摊叶的厚度、通氧量是否充足,以及渥红前后的工序,都影响着红茶的性味,以及温通功效。

（四）干燥

红茶的干燥工序以高温烘焙,可迅速蒸发水分,并迅速钝化各种酶的活性,停止发酵,把红茶发酵后的转化物固定下来;而烘焙过程中,可去除青草味,增加红茶独有的芳香物质。干燥是影响茶叶性味的一道重要工序。红茶采用高温烘焙、迅速加温的方法,停止其发酵过程,同时使红茶的温性加重。

六、青茶

青茶又称乌龙茶,是清代福建安溪的茶农发明的茶类。人们掌握了红茶及绿茶的制法之后,尝试把鲜茶叶先以制红茶的方法,萎凋后进行发酵,然后改以制绿茶的方法,把茶叶炒青,停止其酶促作用,再揉捻造型,加以干燥,便成了中度发酵的青茶。青茶的制造工序包括萎凋、做青、炒青、揉捻及干燥。做青是青茶的主要工序,亦是决定青茶发酵程度及其性味的重要工序。

（一）萎凋

与红茶萎凋相同,青茶萎凋较轻,目的是减少叶片水分,使其变软以方便之后的摇青;同时,叶温升高后,有利于内含物转化,破坏叶绿素,去除青草味,增加香气。与红茶一样,叶片不经萎凋,或用其他方法快速失水,制作出的青茶有强青草味,滋味苦涩,叶色暗,茶汤没有光泽,使品质降低。青茶萎凋是之后做青的基础,而萎凋的轻重,亦影响做青时摇青及晾青的操作及时间长短。

（二）做青

鲜茶叶经萎凋后,进行做青工序,通过重复摇青及晾青两个操作,使叶片局部发酵。摇青是把茶叶不停地摇动,使叶片滚动并互碰,叶缘因碰撞而破坏,细胞液流出,多酚类化合物氧化,从而使叶缘变为红褐色,发酵只在叶缘发生。在摇青过程中,叶片细胞吸水力因摇动而增强,茎梗里的水分通过叶脉往叶片输送,梗里的香味物质亦随着水分向叶片转移,从而水溶性物质在叶片积累起来,叶片恢复胀满状态,称为还青。摇青之后进行晾青,把茶叶静置摊放,使叶片水分蒸发,叶片失水多,梗里失水少,叶片又呈凋萎状态,称为退青。摇青及晾青继续交替进行多次,当叶子呈现边缘红、中间青绿或黄绿,叶脉透明,外观硬挺,手感柔软,散发出桂花香气或兰花香气,为做青适度。

有关青茶的科学研究指出,做青使部分多酚类化合物被氧化、聚合、缩合;因发酵程度不同,儿茶素、叶绿素、氨基酸及类胡萝卜素降解程度亦差异很大;有色化合物,如茶黄素、茶红素和茶褐素增多,增多的程度亦随发酵程度而改变。青茶的寒性在绿茶与红茶之间,被认为是半发酵的茶类。所谓半发酵,是指在不发酵与全发酵之间,并非 50% 发酵。发酵的程度为影响青茶性味的主要因素。发酵较重的青茶,性味较温;发酵较轻的青茶,性味较凉。由于发酵程度可通过控制摇青及晾青操作而按需改变,轻发酵与重发酵的青茶在性味上的变化很大,因此茶疗医师可根据病证的需要,选用适合的茶品。

(三) 炒青、揉捻、干燥

青茶做青后,随即进行炒青,通过高温炒青,停止发酵过程,使做青所形成的内含物固定,并使叶片柔软,方便揉捻。青茶炒青完成后,茶叶揉捻成形,然后进行 2 次干燥,多先高温、后低温,使茶叶内水分减至 6%。

七、普洱茶

一般认为,普洱茶是以云南大叶种茶叶所制的茶品。云南是中国最古老的茶区之一。历史上,普洱茶是一个约定俗成的茶类总称,不同时期有不同的含意,颇为混乱。普洱茶有生茶、熟茶之分。生茶与熟茶的差别在于制成青毛茶后,熟茶经过洒水渥堆发酵,而生茶则没有。

　　普洱茶是否归属于六大茶类,现代茶学界颇有争议。普洱生茶的制法偏似绿茶,普洱熟茶的制法偏似黑茶。不同的是,无论生茶或熟茶,普洱茶的制茶工序中都是萎凋、杀青并用。绿茶不萎凋,以云南大叶种茶叶只进行杀青、揉捻、干燥工序制造的绿茶,称为滇绿,是真正以绿茶方法制造的云南绿茶,并不是普洱茶。黑茶的制作工序由鲜叶、杀青、揉捻、渥堆到干燥,在同一个时段完成。普洱熟茶的原料为生毛茶,即普洱散茶,从鲜叶到成品,其制作流程是可以分开进行的。再者,普洱茶着重茶品制成后的陈化熟成过程。这个存放的过程,对于普洱茶来说,可看成加工工序之一,这是普洱茶有别于其他茶类的特色。由于制作工序及成品陈化熟成不同,茶疗医师亦应以科学的态度去认识普洱生茶及熟茶的制作过程,及其对性味、治病功能的影响。

　　(一) 普洱生茶

　　普洱生茶的制作是把鲜茶叶先进行萎凋,然后杀青、揉捻,再干燥,部分紧压成饼,以便存放,有利于陈化熟成;亦有部分不紧饼,成为生毛茶,即普洱散茶。普洱生茶以萎凋为首道工序。萎凋是为了减少茶叶内的水分,使茶叶变软,同时去除青草气,增加茶叶的鲜爽滋味及香气。普洱生茶做轻度的萎凋,使鲜茶叶进行轻度的发酵。同时,由于云南大叶种茶叶的含水量较高,萎凋使鲜叶内水分减少,到杀青工序时,亦有助于降低杀青的温度。绿茶杀青的目的在于停止发酵,而普洱茶则只是使发酵速度减缓,因此,普洱生茶杀青的锅温不宜太高,以免过度破坏酶的活性,完全制止酶促作用,影响后续的陈化过程。茶叶杀青后,便进行揉捻解块,然后平均摊放,以日晒干燥,使茶叶含水量在 10% 左右,成品称为"晒青毛茶"。生毛茶压饼存放,便成为普洱生茶饼。

　　普洱生茶的制作与绿茶相似,但是绿茶的制茶要求是高温杀青,停止发酵,尽量保留茶叶原有的内含物,使内含物的变化降至最低。普洱生茶的后续陈化过程是加工的一部分。普洱生茶经后续陈化,内含物的转化丰富,往往更适合于茶疗之用。而绿茶则不然,在存放过程中,香气及内含物多会衰减,故绿茶多只供当年饮用。

科学研究显示,品质优良的普洱生茶经存放后,氧化物酶、纤维素酶等使多酚化合物、蛋白质、氨基酸氧化、分解、降解等,从而发生变化。其中,黄酮类化合物增加,茶多酚含量减少,咖啡因含量下降,可水溶性糖增加。普洱生茶陈化后苦涩味减少,滑顺、浓醇感增加。对于茶疗来说,普洱生茶性味偏寒,存放陈化使茶叶的寒性减退,不少人饮用新茶时会有脾胃不适的问题,主要是新茶较寒,内含物对脾胃的刺激较大,而陈化后寒性稍退,保留治病功能的同时,亦减少了对脾胃的负担。由于陈化的年份对茶叶性味的影响不一,因此茶疗医师对茶品的存放年份、方法、环境等等,必须小心对待。

(二)普洱熟茶

普洱熟茶的原材料是生毛茶。把生毛茶进行渥堆熟成,然后干燥、紧压成型,便制成普洱熟茶。普洱熟茶相对于普洱生茶而言,多了渥堆工序。把生毛茶堆放,洒水使茶加湿,洒水多少视季节、茶菁级数与发酵度而定,一般为茶量的30%~50%。与黑茶渥堆一样,利用茶叶外在的微生物,通过湿热作用,使茶叶的内含物发生热化学反应,进行合成及分解,使叶中内含物发生酶促反应,完成"后发酵"过程,产生低刺激的口感、沉厚的味道、深红或黑色茶汤。普洱茶熟成后,将茶叶以蒸气蒸软后压制,随后加以干燥。现代干燥工序多为烘房干燥,要避免干燥温度过高,以免破坏茶质,直接影响茶品的香气和口感,而且不利于陈化。

普洱熟茶渥堆的工序中,茶叶的化学变化与黑茶渥堆一样,不再重述。其性味与黑茶一样,鲜茶叶的苦寒之性在发酵过程中大大降低,故在茶类中属温性较重的茶类。普洱熟茶与普洱生茶相比,熟茶温性较重,生茶凉性较重,故即使两者原材料为同一生毛茶,治病功能亦大大不同了。与黑茶相比,普洱熟茶更重视陈化过程,使茶叶的性味亦为温和。

无论是普洱生茶还是普洱熟茶,重视陈化是普洱茶的重要特色。一些好茶之人追求有年份的普洱茶,陈韵丰厚,温和沉醇,而其价格亦不菲。茶疗以治疗疾病为目的,重点在于茶叶的治病功能,故陈韵并非茶疗所求。而且,如果采用10年以上的茶叶治病,一则不能确保有足够的茶药所用;二则价格过于昂贵,药价与药效不成正比;三则存放时间越长,风险亦越高,如花费多年时间存放,最后却变质报废,便十分浪费。因此,中国茶疗法要有效利用制茶的工序,使茶药达到所需的理想效果。例如,在制造普洱熟茶时,把渥堆后的茶叶干燥摊放,不立即紧压成饼,由于摊放散茶使茶叶与空气的接触面增大,加速氧化,使茶叶的陈化速度加快。熟散茶摊放三年后再压饼存放,其成品的陈化程度比传统的做法为高,茶汤性味较为温和,更适合茶疗所用。

第四节 茶疗用茶的炮制特点

茶疗所用的茶叶来源有两种,一是已经制好的茶品,一是茶疗师按需要自行炮制的茶品。但无论哪一种来源,原则上都要求茶疗师对所用的茶品有充分的认识,从鲜茶叶到炮制成茶成品,都有所掌握,以确保茶叶能发挥最有效的治病功能。对于茶疗来说,饮用茶叶的目的是治疗,故茶叶的炮制所考虑的是如何按病证的需要,把茶叶加以炮制,使其治病功能发挥得最好,而非纯粹关注其商业价值。

一、与传统制茶工序的区别

茶疗制茶采用的方法源于传统制茶工序,不同的是,茶疗制茶的目的在于发挥茶叶的治病功效,而传统的制茶多从茶为饮品的角度出发,目的在于改善茶成品的色泽、形态,以及提高茶汤的色、香、味。

茶叶一般分为大叶种、中叶种和小叶种,不论哪一个品种的鲜茶叶,不论茶树属乔木、小乔木或灌木,不论生长在南方或北方,各种鲜茶叶都可采用上述各种制茶的方法,制成绿茶、黄茶、黑茶、白茶、红茶、青茶或普洱茶。传统制茶选择何种茶叶品种,采用什么方法去制茶,有很多需要考虑的因素,包括以如何发挥茶成品的色香味为重点、保留传统茶品的口味,以及考虑市场需求等等。由于大叶种的茶叶一般较为苦涩、香气物质含量较低,故多制成发酵度高的红茶或普洱茶,以降低其苦涩之味,适合饮用;小叶种的茶叶中香气物质含量高,故多制成不发酵的绿茶、低发酵的白茶、黄茶及半发酵的青茶,以保留其香气。一些茶品有其滋味的独特性,如小种红茶,在一般红茶的制法上,加上发酵后过红锅及最后熏焙工序(过红锅利用高温快速把发酵叶炒热,停止发酵,保留较多的多酚类化合物),以及在最后干燥工序中,以松柴燃熏,使茶叶具有独特的松烟味。由于小种红茶独有的滋味及香气,故当地茶农都以大同小异的工序制茶。此外,茶叶为世界三大饮料,且广泛饮用,故市场的需求直接指引着制茶的方向。如安徽祁门县在清光绪年之前只生产绿茶,自有茶庄开始以安徽茶叶制造成红茶,广受英国人欢迎,于是祁门大大小小的茶庄便开始陆续制造红茶。

由于制茶的目的不同,传统制茶的每年茶成品以密集式园种的小叶种绿茶成品产量最多,而茶疗制茶,由于考虑到茶树的品种、树龄、繁殖的方法,故采用的鲜茶叶以大叶种茶叶为多。传统制茶多把大叶种茶叶制成红茶、黑茶,而茶疗制茶可把大叶种茶叶制成绿茶、黄茶、白茶、黑茶、红茶、青茶或普洱茶,关键是采用的制茶工序是否能把该茶叶的治病功能发挥得最好。此外,传统制茶重视把茶的苦味尽量减少,以突出茶的甘甜味道,但对于茶疗来说,苦味能泄、能坚、能燥,一些病证正是需要苦味之品来达到治疗的效果,如果在制茶时,刻意把苦味去除,茶品便失去其治疗功效。再者,传统制茶重视茶的香气,制茶工序上着意如何提高茶叶的香气,增加品尝的意欲。对于茶疗来说,茶叶的香气转化过程中,会消耗一些茶叶的内含物,甚至一些重要的治病物质,因此,茶疗师不应纯粹因为希望提高茶香而刻意提高炒茶或烘焙温度,除非茶香能使茶的治病功能有所提升。

二、茶疗制茶的步骤

对茶疗师来说,在炮制工序上,要考虑两大要点。首先是决定选择采收哪些茶树的茶叶,进行哪一类的炮制工序,把它制成绿茶、黄茶、白茶、黑茶、红茶、青茶或普洱茶;其次便是仔细研究每项制茶的工序,在每项工序上做细致的调整,使茶品性味最能发挥其治病功能。

(一)确立茶品的种类

第一步是选择有治疗功效的茶种,了解茶树的生长环境、茶树及茶叶的外观特征。制茶师把鲜茶叶初步制成茶品,根据中医药理论去判断茶叶的性味归经,评估茶叶的治病范围,通过观察饮用后人体的反应,累积经验,确定该茶叶的功能方向,确立茶品的种类。

茶叶的性味及归经主要由茶树的品种及炮制的方法来决定。鲜茶叶本身性味苦寒,不同品种的茶树,其寒性可以有所差异,但其寒性不变。炮制的工序可以使茶叶保留其寒性以治热性病,但亦可以减轻其寒性,甚至使茶叶带温性,以治疗寒性病。至于五味,茶叶本身同时具备苦、甘、咸、酸、辛五味。苦味及甘味为一般茶叶较明显的味道,故茶汤多被认为味甘苦。鲜茶叶的苦味尤重,不单难于入口,亦伤脾胃。因此,炮制茶叶,使茶叶的苦、甘之味的比重配合病证需要的这项工作极为重要。例如,用于热性病,苦味能泄,有泄热的功能,故鲜茶叶的苦味不能减少太多;而从补虚功能出发,要考虑如何在炮制过程中提高茶叶的甘味及较大幅度降低苦味。至于咸、酸或辛味,对于大部分茶品来说,并不明显,但亦有个别品种的茶叶具有较强的咸、酸或辛味。传统的中医制药中,咸、酸或辛味除了植物本身具有的味道外,亦可经炮制的方法加强其味道,以配合治病的需求。明代陈嘉谟《本草蒙筌》说:"姜制发散,入盐走肾而软坚,用醋注肝而住痛……"茶叶不以姜、盐、醋等作辅料加工。茶叶具有咸、酸或辛味主要来自植物本身,或炮制工序使茶叶的性味有所改变。

对同样的鲜茶叶采用不同的制茶方法后,绿茶最能保留茶叶的寒性,苦味亦最强,其次是黄茶、白茶、青茶、黑茶、红茶。普洱茶由于有存放时间对茶叶寒性的转化影响,故难作比较。绿茶以杀青为第一道工序,将茶叶迅速加温,使茶叶发酵的机会降至最低,最宜用于热证。

黄茶的闷黄工序使茶产生黄茶独有的茶汤、香气及滋味,在茶疗的意义在于使茶叶的苦寒之性低度减退,加上黄茶茶汤色带杏黄,中医以黄色属脾土,故黄茶尤其适用于脾胃疾病。

白茶是六大茶类中工序最少的。白茶萎凋较重。萎凋可使茶叶内含物水解、氧化,茶叶的苦寒之性因而减少,但由于白茶的发酵程度轻,所以依然属于偏凉的茶类。又由于白茶茶汤色白,中医以白色属肺,故白茶对肺系热证效果尤佳。

至于青茶,它是六大茶类中工序最多的茶类。青茶的做青工序使茶叶局部发酵,使茶叶变为半发酵状态,故其苦寒之性较白茶为轻,但由于发酵程度不如黑茶和红茶,故又比这两种茶类苦寒。

发酵程度最高的黑茶和红茶,其性质在六大茶类中为温。黑茶的堆渥工序利用茶叶上黏附的微生物,进行后发酵,使黑茶发酵程度较重,其性温,故能治寒性病证。红茶由鲜茶叶先进行萎凋、揉捻,以利于茶叶进行渥红工序,茶叶充分发酵,使茶叶原本苦寒之性发生改变。在六大茶类中,红茶的温通之力最强,故能用治于寒性病证,尤其是寒凝阻络证。

茶疗师按治疗的需要,确立了茶品的种类,制茶师便按六大茶类的制茶基本工序加工茶叶,改变鲜茶叶的性味,以适合病证的需要。为进一步提高治疗的效果,茶疗师第二步要仔细研究每项制茶的工序,在每项工序上做细致的调整。

(二)工序上的细致调整

制茶的每一项工序的操作是否恰当,直接影响着茶品的治疗作用。例如,绿茶杀青不足,茶成品会在存放时出现发酵情况,使绿茶的苦寒之性减退;杀青过度则会使茶叶烧焦,产生热气,亦同时影响其清热解毒功能。茶叶的每一项工序必须做足,然而每一项工序的实际操作方法很多,操作的时间亦有长短,故同是一种鲜茶叶,制造成同一种茶类,不同的制茶师所制出来的茶叶亦有差异。以杀青为例,既可选用炒青,亦可选用蒸青,同一种鲜茶叶,炒青的茶成品较蒸青的茶品火气会重一点,至于采用哪种操作方法,要视对茶成品的性味要求而定。

再以做青工序为例,青茶的不同茶品可以透过控制做青的工序来控制发酵的程度。做青主要通过反复的摇青和晾青,使叶片滚动并互碰,叶缘因碰撞而破坏,细胞液流出,多酚类化合物氧化,叶缘变为红褐色,茶叶局部发酵,因此青茶的苦寒之性一般不高。但由于摇青时所用的力度、温度、时间等,以及晾青时所用温度、时间、摊放茶叶的厚度等细节的不同,茶成品的性味差异较大。发酵程度不高的青茶,性质较凉;发酵程度高的青茶,性质较温。因此,二者治疗的病证便有所不同。

干燥是改变茶成品性味的一道重要工序,亦是所有茶类必须进行的工序。无论茶疗师选用炒干、烘干、热风、日晒、红外线干燥或微波干燥的哪种方法,对茶的性味都有很大的影响。高温干燥和低温干燥除了影响茶叶内水分蒸发的速度外,亦直接影响着茶的内含物的转化。同样的茶叶,水分蒸发程度相同,高温干燥的茶叶,其温性会比低温干燥的茶叶为高。

茶疗师要把握每一道制茶工序的细节,与制茶师保持良好的沟通,把制茶的细致要求定好,才能使完成的茶品发挥最佳的治疗效果。

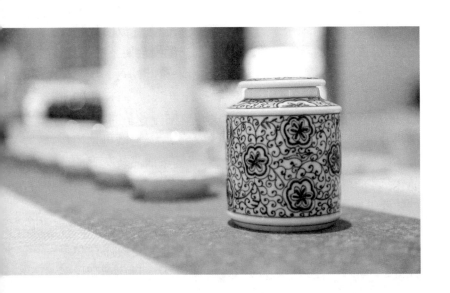

第六章

茶叶的药性

传统中医以药物的偏性纠正人体阴阳气血的偏盛偏衰,或脏腑经络功能活动失常等问题。传统中医药学把药物与疗效有关的性质及性能称为药性,是医家在长期临床实践中,对各种药物的性质及其治疗作用总结出来的规律,其内容包括四气五味、升降浮沉、归经、有毒无毒以及功效等。

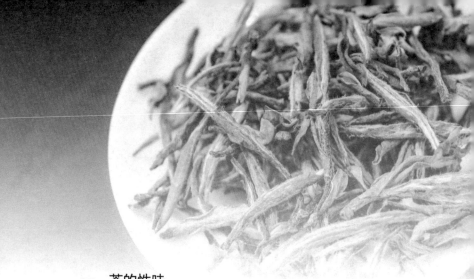

一、茶的性味

"性"是指药物寒、热、温、凉、平等不同的功能药性;"味"是指药物酸、苦、甘、辛、咸等不同的功能药味。在中医药理论中,"性"寓有阴阳含义,寒、凉为阴,温、热为阳;"味"寓有五行含义,酸属肝,苦属心,甘属土,辛属金,咸属肾。性味反映了药物作用于人体产生的不同反应,是说明药物作用的主要理论依据之一。茶叶的寒热,使茶疗医师能"疗寒以热药,疗热以寒药"。五味的功能不同,如甘"能补、能和、能缓",多用于虚证和痛症;苦"能泄、能燥、能坚",多用于热毒湿热证;咸"能下、能软",能软坚散结、泻下通便;辛"能散、能行",用以治疗外感表证和气滞血瘀等病证;酸及涩"能收、固涩",用于体虚多汗、久咳久泻等病证。茶疗师按患者的病证需求,选择性味合适的茶品,以治疗疾病。

茶叶取材于野生或种植的茶树,历代本草医籍对且性味都有详细记载。南朝陶弘景的《本草经集注》称茶为上品,"味苦,寒";唐代苏敬的《新修本草》记载茶"味甘、苦,微寒";唐代孙思邈《备急千金要方》认为茗"味苦、咸、酸,冷";宋代唐慎微的《证类本草》亦记载茶"味甘、苦,微寒";元代吴瑞《日用本草》记载茶味苦、甘,性平、凉;元代王好古的《汤液本草》、李杲的《珍珠囊补遗药性赋》及忽思慧的《饮膳正要》都认为茶味甘、苦,性微寒。明代医书对茶茗性味的记载很多,如李时珍的《本草纲目》认为茶"味苦、甘,微寒";陈嘉谟的《本草蒙筌》、李中梓的《雷公炮制药性解》及卢之颐的《本草乘雅半偈》都记载茶味甘、苦,性微寒。至清代,认为茶"味甘、苦,性微寒"的医书亦不少,如顾靖远的《顾松园医镜》、张璐的《本经逢原》、汪昂的《本草备要》、吴仪洛的《本草从新》、姚澜的《本草分经》、徐大椿的《药性切用》、凌奂的《本草害利》、汪讱庵的《本草易读》、杨时泰的《本草述钩元》、蒋介繁的《本草择要纲目》,以及同时期日本稻生宣义撰写的《炮炙全书》都记载茶甘、苦、微寒。清代黄宫绣《本草求真》记载,茶"味甘气寒";汪绂《医林纂要·药性》认为茶"苦、辛,微寒,得清高之气"。一些饮食养生的专书,如清代王士雄的《随息居饮食谱》亦称茶为"微苦、微甘而凉",而沈李龙的《食物本草会纂》记载茶叶"味苦甘,微寒"。各医家、养生家都普遍认同茶叶味甘苦、性微寒。中医理论认为,甘"能补、能和、能缓",苦"能泄、能燥、能坚"。长久以来,茶叶都是补泻兼施的药品,以其提神、耐老、坚齿,又能清热、解毒,体现其味甘苦的两种特性。此外,各医家都同意茶性寒,虽有程度上的差异,如凉、微寒、寒,但总不离寒性特质。茶性寒又多能在其清热、消暑、解毒的功效中体现出来。

由于茶树的产地不同,生长环境不同,品种各异,制茶工序的不同,收采时间的差异,成品存放时间不一,因此茶的性味及功能亦有所不同。中国古代医家早已察觉到这一点,对不同茶品的性味,加以分辨论述。元代贾铭的《饮食须知》称茶"味苦而甘,茗性大寒,性微寒……唯蒙茶性温,六安、湘潭茶稍平"。明代李时珍的《本草纲目》认为茶"味苦、甘,微寒",但亦记载"性温味香,名普洱茶"。清代赵学敏的《本草纲目拾遗》更以不同品种的茶分条记载,如雨前茶"性寒而不烈,以其味甘益土",普洱茶"性温味香……味苦性刻……苦涩",安化茶"味苦中带甘""性温,味苦微甘",武夷茶"色黑而味酸""性温不伤胃",罗(即顾渚紫笋)"味甘,气香,性平",水沙连茶"性极寒"。

茶叶的存放时间亦影响着性味。茶叶的制成品何时才能入药,亦有要求。如雨前茶"三年外陈者入药",六安茶"陈久者良"。对此,各医家累积了茶疗的经验。茶叶陈者以减其火气或寒气,使其性多和而不峻。清代徐文弼《寿世传真》认为:"茶性微寒,新茶性热,陈茶性凉。"孙同元《永嘉闻见录》云:"新茶多火气,竟饮来年之茶。"郑与侨的《客途纪异》载:"北人贵新茶,闽人不饮新茶,恐火气引疾也。新茶出贸时,卖旧茶必标曰陈茶,以陈价三倍于新耳。"可见,无论茶药用或饮用,存放的时间都有一定的要求。古代本草学家、医家及养生家对茶的性味及功能的配合认识更为仔细。

二、升降浮沉

升降浮沉是药物作用于人体的不同趋向,升能上升、升提,降能下降、平逆,浮能升浮、上行发散,沉能重沉、下行泄利。升浮属阳,沉降属阴。疾病在病势上常表现向上(如呕吐、咳嗽)、向下(如脱肛、崩漏)、向外(如自汗)、向内(如外邪入里),而病位亦有在表(如外感)、在里(如便秘)、在上(如目赤)、在下(如腹泻)等不同,因此可利用药物升降浮沉的作用趋向治疗疾病。

有关茶的升降浮沉,元代《本草发挥》认为茶味苦、为阴中之阳;明代《本草纲目》中认为"茶苦而寒,阴中之阴,沉也降也",《神农本草经疏》认为茶"气薄味厚,阴中微阳,降也";清代《绛雪园古方选注》载"以腊茶芳香苦降为之向导",《得配本草》载茶"降火消痰",《本经逢原》载茶"最能降火消痰,开郁利气,下行之功最速……凡茶皆能降火,清头目……茶之味苦气肃,善于降火",《本草求真》认为茶"能降火以清头目"，《成方切用》以茶调服地芝丸(因"茶者,欲火热之下降")。另一些医家注意到茶的轻清之性,如明代《医学入门》认为:"轻清成象亲乎上,味薄,茶之类。清阳出上窍,本乎天者亲上也。"故一些医家提出茶可升可降,如明代汪机认为茶"得春升之气,味虽苦而气则薄,乃阴中之阳,可升可降",倪朱谟《本草汇言》则认为茶"可升可降,阳中阴也",而清代蒋介繁《本草择要纲目》载茶"阴中之阳,可升可降"。

历代医家以茶为降较多,亦有认为茶可升可降,盖因茶有升清降浊的特性,向上以升清通窍,向下以降火下气,而不同茶品的升降趋势又有差异。《本草纲目》记载王好古所言:"夫气者天也,温热天之阳,寒凉天之阴,阳则升,阴则降;味者地也,辛甘淡地之阳,酸苦咸地之阴,阳则浮,阴则沉。"各种茶品性味的差异很大,有些较寒凉,有些偏温,有些甘味重,有些苦味明显,故不同茶品的升降浮沉之性亦有分别。

三、归经

归经是中药作用归属、趋向于某脏腑、经络或特定部位等的定位、定向理论。归经说明某种药物对脏腑经络的病变起了主要或特殊的治疗作用。药物的归经不同,治疗作用也不同。例如:桔梗、杏仁归肺经,能治疗咳嗽、气喘;白芍、钩藤归肝经,能治疗胁痛、抽搐;丹参、檀香归心经,能治疗心悸。一种药物能够归数经,说明其治病范围比较广。

各医家对茶的归经的见解有较大不同。元代王好古《汤液本草》认为茶入手足厥阴经。明代缪希雍《神农本草经疏》认为茶入手太阴、少阴经;李中梓《雷公炮制药性解》称茶可入心、肝、脾、肺、肾五经;李梴《医学入门》、陈嘉谟《本草蒙筌》及孙一奎《医旨绪余》均认为茶入手足厥阴经。清代黄宫绣《本草求真》载茶入胃、肾经;顾靖远《顾松园医镜》载茶入心、肺经；凌奂《本草害利》认为茶入心、肺、脾三经；杨时泰《本草述钩元》，严洁、施雯、洪炜《得配本草》及蒋介繁《本草择要纲目》均认为茶入手足厥阴经；王子接《绛雪园古方选注》、冯兆张《冯氏锦囊秘录》均认为茶入手少阴太阴经；张秉成《本草便读》称茶可入心、肺、脾、胃四经。各医家对茶叶归经的说法差异较大，盖由于茶叶在历代广泛应用于内科、外科、妇科、儿科、伤科等，加之茶叶入药的品种亦多，医家各有不同的临床经验所致。

　　从古代医书典籍中得知，茶叶的归经涵盖了心、肝、脾、肺、肾、心包、胃等经。在不少医书、本草书籍中，我们得知茶的治疗用途很广。如清代赵术堂在《医学指归》中以茶治胆经实火，称苦茶能"泻热消痰"；王士雄《随息居饮食谱》称茶能"凉肝胆，涤热消痰"，可见茶能行走于胆经。又，茶能利大小便，如黄宫绣《本草求真》载茶治"痰涎不消，二便不利"；刘汉基《药性通考》、吴仪洛《本草从新》均载茶"利大小便"；《本草纲目拾遗》以松萝茶利大便为佳，载吴兴钱守和《慈惠小编》所载一医案，"用松萝茶叶三钱，米白糖半钟，先煎滚，入水碗半"，以治"病后大便不通"。由此可见，茶叶亦能作用于大小肠、膀胱、三焦等经。

　　由于茶树的品种众多，茶叶的炮制方法亦较其他中药为多，因此，不同的茶叶的治疗功能不一，治疗疾病的范围亦十分广，能对多个脏腑经络起治疗作用。清代陆士谔《士谔医话》云："茶叶亦能走十二经，无络不行，无经不入，盐所不能到不通达之处，用茶叶以引之，则无微不至矣。"总观茶叶的治疗功能之广泛，茶走十二经的说法更为合理。不同的茶类作用于不同的脏腑经络，能够通行十二经的茶品并不多，大部分茶品能行数条经络，亦有单行一经者。茶疗之所以成为一个独立治病的方法，就是因为茶能通行十二经，能够治疗的疾病范围相对于其他中药更为广泛。

四、毒性

有毒无毒亦是药性的重要指标。在中医药理论中,毒性一般是指药品的偏性,常分为大毒、小毒、无毒。早在《神农本草经》中,中药就按其毒性分为上中下三品。南朝陶弘景《本草经集注》把茶列为上品,称茶"无毒";唐代苏敬的《新修本草》、孙思邈的《千金翼方》《千金食治》《备急千金要方》亦载茶"无毒"。宋代唐慎微的《证类本草》,以及元代王好古的《汤液本草》、李杲的《珍珠囊补遗药性赋》及忽思慧的《饮膳正要》都有茶"无毒"的记载。至明代,陈嘉谟的《本草蒙筌》、李中梓的《雷公炮制药性解》、卢之颐的《本草乘雅半偈》及缪希雍的《神农本草经疏》都明确指出茶"无毒"。清代张璐的《本经逢原》、汪昂的《本草备要》、汪讱庵的《本草易读》、蒋介繁的《本草择要纲目》等亦列出茶是"无毒"的中药。

上述古书的记载,证明茶叶经过历代使用,是一种无毒的药品。茶叶是山茶科植物,而属于茶科茶属的亦超过 200 种,除了经常饮用的品种外,野生种及一些未被开发饮用的品种亦不少。对于这些茶种,不能轻言它们没有毒性,必须透过严谨的研究、临床观察,才能得知其有毒无毒。

对于一些已饮用多时的品种,虽然已被证明是十分安全的中药,但是考虑到现在茶树生长的环境,有可能受到农药、化肥及重金属污染,因此,即使茶叶本身没有问题,如果生长环境不佳,种植不得其法,饮用之亦会令人身体受损。此外,还有一点需要注意的是,所有药品都有其偏性,如饮用不当,亦会对身体造成损害。例如,绿茶性味偏寒,如体质虚寒人士饮用,容易引起头晕、胃痛、腹痛等不适症状,这些属误用药物所致,不属毒性反应。

茶叶是一种十分安全的中药,但前提是选用安全的品种、理想的种植环境及适合的种植方法。良好的茶叶"无毒",以适当的方法使用,不会对人体带来损害。而且,茶虽为药物,亦为饮品,经过数千年饮用的实践,证明其是安全的。因此,对于一些病程较长的患者,"可久食"(《千金食治》),使茶疗成为一种安全可靠的治病方法。

五、茶气

所谓茶气,是指人饮用茶汤后,短期内出现的愉悦的身体反应。受茶汤的内含物刺激,身体可出现一些不同的感觉,包括头部或身体局部发热甚至发汗、胃肠道蠕动加强甚至产生打嗝或肛门排气、心情愉快、视觉变得清晰等等。这是茶叶作为中药的一个特殊表现。前人很早就知道茶气的反应。如唐代诗人卢仝《七碗茶诗》描述:"一碗喉吻润,二碗破孤闷。三碗搜枯肠,惟有文字五千卷。四碗发轻汗,平生不平事,尽向毛孔散。五碗肌骨清,六碗通仙灵。七碗吃不得也,唯觉两腋习习清风生。"其中描述的喝茶后的各种身体及心情的反应,正是茶气的表现。

茶汤的内含物对身体有不同程度的刺激反应,一般而言,同一茶品,冲泡一致,茶汤性味、归经一样,对人体的影响有一定相同性,但由于个人体质不同,其身心反应亦各有差异。此外,一些劣质茶品,茶汤含有农药、化学物、重金属等,喝后对身体有一定的刺激作用,亦可能出现各种奇异的感觉,这些反应的共同点都是令人感到不适。这些对身体有不良影响的反应,不属茶气的范畴,必须分辨清楚。

对于中国茶疗法来说,因用于治疗的茶叶本身的效力强,对身体的阴阳调节力大,故饮后身体常常出现茶气的反应。但茶疗的重点在于治疗,喝后是否有茶气并非治疗过程中必须的要求。一些体质不敏感的人,喝茶后也许感觉不到身体有特殊的反应,但并不影响茶品本身发挥的治病作用。所以,茶疗的注意点在于茶叶的治疗能力的强弱,而茶气的强弱只作为茶叶药力的参考。

第七章

各大茶类的治疗功能

唐代著名中药学家陈藏器赞誉茶为"万病之药",说明茶有非常广泛的功效。文献记载以茶治病保健的资料多不胜数,综合古今茶学、医学和药学的记载,总结茶的功效至少有24项,包括少睡、安神、明目、清利头目、止渴生津、清热、消暑、解毒、消食、醒酒、去肥腻、下气、利水、通便、治痢、去痰、祛风解表、坚齿、治心痛、疗饥、疗疮治瘘、益气力、延年益寿及其他功效等。现代科学技术不断发展,对茶进行了不少的研究,发现茶叶具有抗癌防癌、抗辐射、杀菌消炎、预防衰老、提高免疫力、降血脂、降血压、抗过敏、防治心血管病变等多种功效。

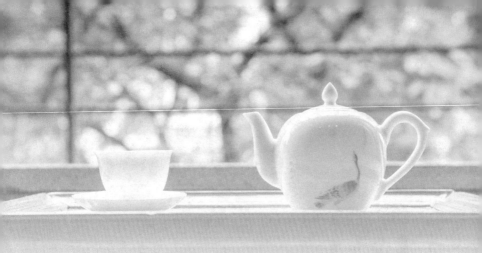

中国茶叶种类繁多,名称各异。虽然不同茶类所含的化学成分大致相同,但由于受到不同品种、产地、生长环境、采收时间及方法、制茶工艺等因素的影响,导致不同茶类在性味与归经方面存在着一定的差异,医疗功效自然也各有侧重。按照不同的制作方法和品质特点,目前中国茶叶可分为绿茶、白茶、黄茶、青茶、红茶和黑茶六大基本茶类。普洱茶是较为特别的茶类,普洱生茶的制茶工艺虽与绿茶相近,但其对杀青干燥的要求及后续陈化的过程又有别于绿茶;普洱熟茶虽列入黑茶类,但其采用的原料为云南大叶种,叶质较嫩,制茶工艺以晒青毛茶渥堆发酵,与黑茶工艺不同。由于本书以茶叶治病功能为出发点,故把普洱生茶列入绿茶类,把普洱熟茶列入黑茶类,进而按每类茶叶所具有的性味、归经和功效,分别归纳论述之。

第一节　绿茶

绿茶的品质特征是叶绿汤清,俗称"三绿",即干茶绿、茶汤绿、叶底绿。主要品种有西湖龙井、洞庭碧螺春、信阳毛尖、黄山毛峰、峨眉竹叶青。

性味:味甘、苦,性寒凉。

归经:归心、肺、肝、胃经。

功效如下：

一、清热解毒

绿茶属较早发展的茶类之一，因此，其临床治病的历史也相对长，而文献的记载也较多。大部分茶叶在未炮制之前都是味甘苦、性寒凉。绿茶杀青的工序停止了茶叶进一步发酵，故绿茶最能保存茶叶寒凉之性。炮制之后的绿茶味甘苦、性寒凉，清热解毒的功能最为显著，可用治于咽喉肿痛、热毒疔疮、小便涩痛、尿频尿急。唐代苏敬的《新修本草》提出茶"主瘘疮"；明代李时珍的《本草纲目》对茶的清热解毒药效有更详细的叙述，除了"主治瘘疮"外，更说茶能"清六经火"，能清降多个脏腑之火，故应用范围很广。明代兰茂的《滇南本草》亦指出："滇中茶叶……并解大头瘟、天行时症。"

清代张璐的《本经逢原》载"凡茶皆能降火"，又言"产浙绍者曰日铸，专于清火""产闽者曰建茶，专于辟瘴"，可见茶具有清热邪、解热毒的作用。赵学敏的《本草纲目拾遗》言茶能"清咽喉"；黄宫绣的《本草求真》认为茶能"入心清热解毒"；吴震方的《岭南杂记》亦记载岭南之地，亦利用茶来"利咽喉之疾"。顾靖远的《顾松园医镜》指出痔瘘"因大肠积热所致"，而茶能清肺，"肺脏清而腑病自安"，故茶能"消痔瘘之疮"。王士雄的《随息居饮食谱》记载茶能"凉肝胆，涤热消痰"。由上可见，茶对多个脏腑都起着清热、降火、解毒的作用。爱虚老人的《古方汇精》有一医案："一中老汁物毒，必生痈疽发背，常饮松萝茶，即解。"黄凯钧的《友渔斋医话》亦记载了松萝茶解毒之功效："每饱肥浓，辄饮浓点松萝茶一碗，其人闻之，太息而返。盖谓松萝能消肉毒故也。"

1959 年，南京中医学院与江苏省中医研究所一同编写的《中药学》一书中，称茶"清热降火"。对于茶叶用于清热解毒，现代亦进行了不少研究。

二、除烦、生津止渴

茶叶能生津止渴,用治于暑热伤津、消渴热病、口干舌燥、渴而欲饮。唐代陆羽《茶经》称茶能解"热渴凝闷";封演的《封氏闻见记》称茶能"止渴";苏敬的《新修本草》称茶能"治热渴"。元代王好古的《汤液本草》认为茶能"去痰热渴";吴瑞的《日用本草》认为茶能"除烦止渴"。明代龚廷贤的《万病回春》、皇甫中的《明医指掌》均认为茶有"热渴能济"的功效,陈嘉谟《本草蒙筌》认为茶"善逐痰涎、解烦渴"。清代汪昂的《本草备要》、吴仪洛的《本草从新》都记载茶能"除烦渴";赵学敏认为茶性苦微寒,故能"清胃生津";王士雄的《随息居饮食谱》称茶能"解渴"。

三、提神醒脑

茶叶能够提神的功能广为人知,除了可令人头脑清醒、提高工作效率外,亦能用治精神困倦、昏昏欲睡的嗜睡,更可治疗中风昏愦之病证。

中国古人很早已发现茶有提神醒脑、提高思考能力的功效。汉代华佗《食论》记载:"苦荼久食,益意思。"《神农本草经》及南朝梁代陶弘景的《本草经集注》记载:"久服,安心益气,聪察少卧。"古人认为茶叶有益气作用,是以能益气助思。

茶叶还有令人不眠的功效。东汉《桐君录》载:"酉阳、武昌、庐江、晋陵,好茗……巴东别有真香茗,饮令人不眠。"晋代张华的《博物志》亦有载:"饮真茶令人少眠。"南朝梁代陶弘景的《本草经集注》有言:"取其叶作屑,煮饮汁,即通夜不眠。"并把"荼茗"与通草、孔公孽、马头骨及牡鼠目,列为治疗"好眠"的中药。唐代孟诜《食疗本草》称茶"除好睡";苏敬《新修本草》称茶茗能治好眠,又称茶能"令人少睡"。元代王祯《王祯农书》称茶"破睡除烦,功则著矣"。古人认识到茶汤能令人神志清明。明代缪希雍《神农本草经疏》言：
"令人少睡者,盖心藏神,神昏则多睡,清心经之热,则神常自惺寂,故不寐也";清代顾靖远的《顾松园医镜》认为:"醒睡眠……心肺明爽而睡醒"。由此可见,茶叶除了能益气通窍以使思绪清明外,亦因茶叶微寒之性,能清心肺之热,使人神清。现代中医专书亦结合了一些西方医学对茶的认识,如人民卫生出版社出版的《全国中草药汇编》记载茶叶有"强心"功效,能治疗嗜睡。而南京药学院药材学教研组编著的《药材学讲义》称茶的"功能为苏神……主治神疲嗜眠",亦记载了一些茶的现代药理,指出"咖啡因能兴奋中枢神经系统及心脏"。

茶叶能用于治疗中风昏蒙、神志恍惚。元代王好古的《汤液本草》认为茶能治"中风昏愦",清代杨时泰《本草述钩元》亦言茶"令人少睡,治中风昏愦"。茶还有清心神的功效。元代忽思慧的《饮膳正要》、吴瑞的《日用本草》都记载茶能"清神",而赵学敏在《本草纲目拾遗》中称茶能"补元气,益心神,通七窍"。心神清、七窍通,则昏蒙之症得以治愈。

四、消暑利水

茶叶能消暑利水,用于治疗暑热侵袭,口干口渴,小便短少,排解不利。清代蓝鼎元《纪水沙连》云:"水沙连内山产土茶,色绿如松萝,味甚清洌,能解暑毒,清腹胀,亦佳品云。"乾隆初年刘良璧《重修福建台湾府志》称:"茶,出水沙连社,可疗暑疾。"茶叶性味甘苦、微寒,如上所述,能清热解毒、除烦止渴,加上茶有利小便的作用,使茶能治疗因暑热内郁而出现的心烦口渴、小便短赤、脉数等。

茶叶有明显的利尿功能。唐代苏敬的《新修本草》记载茶"利小便";宋代的《圣济总录》称茶"治小便不通";元代忽思慧的《饮膳正要》称茶"利小便";明代李中梓的《雷公炮制药性解》认为茶能"利便生津,破热气"。至清代,汪讱庵的《本草易读》、凌奂的《本草害利》都记载茶"利小便";顾靖远的《顾松园医镜》认为茶"能消暑",又因能"清心而小肠之热结亦解",故"善利小便"。现代中药材专书,徐国钧的《药材学》称茶能治"小便不利",并加入现代药理研究,指出"茶叶中尚含少量茶碱及可可豆碱,有利尿作用";南京中医药大学的《中药大辞典》亦指出茶叶利尿是咖啡因和茶碱的共同作用,更详细指出两者能抑制肾小管再吸收,且茶碱能通过强心增加肾血流量和肾小球滤过率,增加水和电解质排泄,故有利尿的功能。

五、清利头目

茶能清利头目,能治头痛。唐代陆羽的《茶经》已称茶能治"头痛";南宋虞载的《古今合璧事类备要外集》称"峡川石上紫花芽,理生头痛";元代王好古的《汤液本草》亦称茶能"清头目";明代龚廷贤的《万病回春》《寿世保元》、李中梓的《雷公炮制药性解》、皇甫中的《明医指掌》都有茶"清头目"的记载。对于茶能清头目的机理,李梴的《医学入门》认为"爽神头目自能清";陈嘉谟的《本草蒙筌》称茶"专清头目",并认为:"茶茗所治,《本经》以清头目为上,后医坚执《素问》苦以泄之之说,乃云其体下行,如何头目得清也?殊不知,头目不清,多由热气上熏,用苦泄之,则热降而上清矣!且茶体轻浮,采摘之时,芽蘖初萌,正得春生之气,是以味虽苦而气则薄,乃阴中之阳,可升可降者也。故云清利头目,有何悖乎?"

至清代,茶能治头痛的记载十分多。严西亭的《得配本草》、汪昂的《本草备要》、吴仪洛的《本草从新》、黄凯钧的《药笼小品》、汪讱庵的《本草易读》、张秉成的《本草便读》、凌奂的《本草害利》、杨时泰的《本草述钩元》、冯兆张的《冯氏锦囊秘录》、姚澜的《本草分经》等医药专书均记载茶能"清头目"。徐大椿的《药性切用》更称茶"为清利头目专药"。顾靖远的《顾松园医镜》称茶"颇疗头痛(取其降火也。头目不清,热熏上也,以苦泄其热,则上消矣)"。陆廷灿的《续茶经》、汪灏的《佩文斋广群芳谱》均载一则隋文帝"梦神人易其脑骨,自尔脑痛",后遇一僧人予以茗草,煮饮而愈,以说明茶清利头目的功能。

茶叶能明目,用治肝经风热,目赤肿痛,或肝肾不足,目暗昏花。唐代陆羽的《茶经》称茶治"目涩";南宋赵希鹄的《调燮类编》、明代李时珍的《本草纲目》、清代赵学敏的《本草纲目拾遗》及王士雄的《随息居饮食谱》都有茶能"明目"的记载。明代楼英的《医学纲目》云:"茶,苦,阴中之阳,所以清眼目。"

清代黄宫绣的《本草求真》称茶能"疗火伤目疾"。肝开窍于目,许多眼部病变,包括红、肿、热、痛等,都与肝有很大关系。赵术堂的《医学指归》记载,以茶治胆经实火,称苦茶能"泻热消痰";又以茶泻肝火,以苦茶"泻热下气";肝胆之火得以消除,眼部病变得以治愈。王士雄的《随息居饮食谱》认为茶能"明目……通七窍";冯兆张的《冯氏锦囊秘录》认为茶能治"眼目痛"。历代治疗眼疾的医师,都广泛将茶叶入药。

六、治痢

茶叶能治痢,用治热毒痢疾,发热口渴,腹痛肠鸣,泻下赤白脓血。民间验方有单用一味绿茶煎汁频饮治痢疾,效果良好。唐代陈藏器的《本草拾遗》称茶能"利大小肠";孙思邈的《千金翼方》"治石痢方:淡煮真好茶汁,服二三升,重者三服,轻者一二服,即瘥"。宋代的《圣济总录》认为紫笋茶能解乳石痢:"紫笋茶二两,上一味,捣罗为末,每服三钱匕,以水一盏,煎至七分,和滓服之,早晨、日午、晚后食前各一。"此外,明代楼英的《医学纲目》以茶叶解蕈毒:"蕈毒吐泻不止者,用细茶芽研细,以新汲井水化服,神效。"清代赵学敏的《本草纲目拾遗》载:"龙脊茶,出广西,亦造成砖。除瘴解毒,治赤白痢。"

茶能治赤白痢。元代吴瑞的《日用本草》称茶"治热毒赤白痢"。古人有不少以茶叶治疗赤白痢的经验,亦有用茶配合其他配料,如生姜、干姜、醋、乌梅肉等,治疗不同证型的痢疾。宋代杨士瀛的《仁斋直指方论》曰:"姜茶治痢,姜助阳,茶助阴。又能消暑解酒食毒。"朱佐的《类编朱氏集验医方》以干姜一两、建茶一两,以乌梅肉为丸,治休息痢。又,明代朱橚的《普济方》曰:"建茶合醋煎服,即止大便下血。"

现代的中药专书中,人民卫生出版社出版的《全国中草药汇编》称茶"收敛止泻",能治疗肠炎、痢疾。徐国钧的《药材学》及南京药学院药材学教研组编著的《药材学讲义》都记载茶"又含多量鞣质,有收敛作用",能治疗痢疾。

七、治便秘

茶叶能治大便不通,尤其适用于病后、产后大便不通。明代王化贞的《产鉴》亦载:"陈无择曰:产后不得利,利者百无一生,去血过多,脏燥,大便闭涩,宜用葱涎调腊茶为丸,复以腊茶下之必通,大黄决不可用。"清代赵学敏的《本草纲目拾遗》称松萝茶治"病后大便不通。吴兴钱守和《慈惠小编》:用松萝茶叶三钱,米白糖半钟,先煎滚,入水碗半"。

清代黄宫绣的《本草求真》认为茶能治"二便不利"。萧壎的《女科经纶》亦提出产后便秘戒轻用大黄,可以腊茶通便。茶叶通便而不伤正气,如气血亏虚,不宜用大黄峻下之品,可以茶叶通之。现代《名老中医之路》"蒲辅周小传"中,蒲志孝忆先父蒲辅周先生的治学经验，记载蒲老曾以茶叶一味，治疗热病伤阴的老年患者："患者系中医研究院家属，热病后生疮，长期服药，热象稍减，但病人烦躁、失眠、不思食，大便七日未行，进而发生呕吐，吃饭吐饭，喝水吐水，服药吐药。病者系高年之人，病程缠绵日久，子女以为已无生望，抱着姑且一试的心态询问先父尚可救否。先父询问病情之后，特意询问病者想吃什么，待得知病者仅想喝茶后，即取龙井茶 6g，嘱待水煮沸后两分钟放茶叶，煮两沸，即少少与病者饮。他特别强调了'少少'二字。第二天病家惊喜来告：茶刚刚煮好，母亲闻见茶香就索饮，缓缓喝了几口未吐，心中顿觉舒畅，随即腹中咕咕作响，放了两个屁，并解燥粪两枚，当晚即能入睡，早晨醒后知饥索食……故用茶叶之微苦、微甘、微寒，芳香辛开不伤阴，苦降不伤阳，苦兼甘味，可醒胃悦脾。茶后得矢气，解燥粪，是脾胃升降枢机已经运转。能入睡，醒后索食即是阴阳调和的明证。而少少与之，又是给药的关键。如贪功冒进，势必毁于一旦。"

八、益寿

茶叶能延缓衰老。《神农本草经》称茶能"轻身、耐老"；南朝梁代陶弘景的《本草经集注》称茶能"轻身，耐老，耐饥寒，高气不老……"有关茶用于延年益寿，宋代钱易《南部新书》中记载了一个僧人饮茶长寿的故事，清代不少书籍都引述过。汪灏《佩文斋广群芳谱》卷十八引宛陵（即梅尧臣）诗注曰："扬州岁贡蜀冈茶，似蒙顶茶，能除疾延年。"丁丙《筼轩丈以雁山茶饷客》曰："春茶采采归来兮，延年益寿同丹黄。"现代不少有关医药及食品的科学研究都指出茶叶含有茶多酚，属天然抗氧化物质，能有效清除自由基，有效防止自由基所致的身体衰老及各种疾病。

[附]普洱生茶

由于普洱生茶的炮制方法近似绿茶,因此其治病功能与绿茶相若。不同的是,绿茶在杀青时每次投入的茶叶量少,故每片茶叶所受温度较高,杀青程度较高;而普洱生茶每次投入的茶叶一般较多,故叶面受热较低,杀青程度较低。由于杀青程度较低,茶叶内保留一定含量的酶,故普洱生茶在存放过程中,一直进行着陈化,使其性味及功能随着后续的陈化而不断发生着改变,能够治疗的病证范围也得以扩大。茶疗所用的普洱生茶有些会用当年新茶,而部分病证会使用存放年份较长的茶叶,就是这个道理。

普洱生茶为中国茶疗法所常用,主要原因是中国茶疗法所选用的茶树必须达到一定的生物学要求,包括有性繁殖、树龄大、生长于排水较好的烂石上、生长环境较少人为干预等。生产普洱生茶的云南地区,被认为是中国茶树最早的发源地,其气候、土壤极适宜茶树生长,故云南地区茶树的资源很多,合乎用药质量水平的茶树数量也十分多。因此,直至目前来说,云南普洱生茶是中国茶疗法使用最多的茶类。

云南的茶山众多,由于各茶山的土壤、地势、水流以及天气等因素变化很大,因此,不同茶区甚至同一茶区的各个茶山所生长的茶树,在品种、生长形态以及内含物等方面都有所不同,故所收采的茶叶,其性味、归经与功效亦存在很大的差异。再者,普洱生茶还是一种可以通过后续陈化改变其药效的茶品。由于上述种种因素,在运用中国茶疗法治病的实践中,各种普洱生茶的治病功能很广泛,且差异亦很大。在研究普洱生茶的药效时,茶疗医师必须对茶叶的产地、炮制方法、存放年份及环境等因素有所了解,才能发挥各种普洱生茶的治病特长,达到药到病除的效果。

第二节　白茶

白茶的品质特征是芽叶壮嫩,形态自然,白毫满披,汤色浅淡。主要品种有寿眉、白毫银针、白牡丹。

性味:味甘、苦,性寒凉。

归经:归肺、肝、胃、心经。

功效如下:

一、止咳平喘

白茶多色白,属中医五行的金,金在五脏为肺,在五色为白,故白茶对肺部疾病治疗效果尤为突出。白茶能止咳平喘,用治肺热咳喘,痰色黄质稠。元代忽思慧《饮膳正要》称茶"去痰热";明代缪希雍《神农本草经疏》称茶"甘寒,入心肺而除热,则津液生,痰热解。脏气既清,腑病不求其止而止矣"。

历代都有医家以茶叶入药,治疗咳喘。明代李梴的《医学入门》记载以薄荷茶治疗咳嗽:"薄荷茶:治火动咳嗽、便闭及妇人经水不调。细茶、薄荷各四两,用水七碗煎至二碗,去渣,入蜂蜜四两,候冷入童便二茶盅,露一宿,每空心温服一盅。童子痨加姜汁少许。"清代魏之琇的《续名医类案》记载治咳医案数例,有的以茶叶入药同煎,亦有茶调组方,如"孙文垣治查少川,夙有哮喘疾,每发则遍身如燎,上气短促,喉中痰声响若汤沸,每经七昼夜,汗出渐愈",予五虎汤,以"石膏、麻黄、杏仁、枳壳、细茶各一两,作大剂饮之",随饮咳止(俞震的《古今医案按》亦载有此医案)。历代医家用茶治病的临床经验印证了茶叶治疗咳喘的功效。

二、清热解毒

白茶有清热解毒的功能,用治咽喉肿痛、疔疮麻疹。陈藏器《本草拾遗》称茶能"破热气,除瘴气";南朝陶弘景《本草经集注》认为茶能治"恶疮"。明代有不少记载称茶有清热解毒的功能,如李中梓的《雷公炮制药性解》称茶能"消疮",徐春甫的《古今医统大全》更认为茶"能解百毒"。

福建省福鼎等白茶产区,自古就有采用陈年白茶治疗小儿麻疹、外感发热的习俗。清代周亮工《闽小记》载:"太姥山古有绿雪芽,今呼白毫,色香俱绝,而尤以鸿雪洞为最,产者性寒凉,功同犀角,为麻疹圣药。"清代蒋介繁的《本草择要纲目》称茶"主治疮";冯兆张的《冯氏锦囊秘录》认为茶能"除热治疮,除烦去垢";费伯雄的《食鉴本草》认为茶叶"气清,能解山岚障疬之气、江洋露雾之毒……"现代中药专书亦记载了茶叶清热解毒的功效,如人民卫生出版社出版的《全国中草药汇编》记载了一些现代药理,认为茶能"抗菌消炎"。

三、平肝潜阳

白茶有平肝潜阳的功效,可用治高血压。一些东南亚国家,如新加坡、马来西亚等,民间有饮用陈年白茶,以治疗高血压。东南亚国家的一些药店,很早以前便把白茶作为药品出售。白茶有"一年为茶,三年为药,七年为宝"的称誉,一般存放四五年以上的已属陈年白茶。白茶与普洱生茶一样,存放多年而香味不退。白茶性寒凉,存放多年后,其部分成分转化为滋水补益之品,使得陈年白茶拥有滋水涵木的功效,能平肝潜阳,治疗肝阳上亢之高血压。肝阴不足,阴不制阳,以致肝阳上亢,出现高血压。肝阴不足主要由肾阴虚,肾水不能滋养肝木,以及气郁化火,内耗肝阴所致。白茶平肝潜阳,既能补肝阴之不足,又能使亢盛的肝阳得到抑制,使人体阴阳恢复平衡。

四、生津止渴

茶叶能生津止渴,用治口干舌燥,渴而欲饮,或消渴多饮。与绿茶一样,白茶亦有良好的生津止渴功效。东汉《华佗神方》"以茶润喉";唐代孙思邈《千金翼方》称茶"治热渴";元代忽思慧的《饮膳正要》认为茶能"去痰热,止渴";明代李时珍的《本草纲目》认为茶能"止渴",李中梓的《雷公炮制药性解》认为茶可"生津,破热气",李梴的《医学入门》则称"茶茗苦,消痰热渴"。

清代记载茶能生津止渴的专书很多。徐文弼的《寿世传真》、严西亭的《得配本草》、王士雄的《归砚录》都称茶能"除烦止渴";蒋介繁的《本草择要纲目》称茶"止渴";黄宫绣的《本草求真》认为茶"治消渴不止";杨时泰的《本草述钩元》认为茶能"去痰热,止渴";顾靖远的《顾松园医镜》称茶"止渴……甘寒除热,则肺气清肃而渴止"。

五、消暑利水

与绿茶一样,白茶有良好的消暑利水作用,用治暑热伤津,口干咽燥,小便排解不利。宋代陈承的《本草别说》称茶"治伤暑";元代忽思慧的《饮膳正要》称茶"利水";清代冯兆张的《冯氏锦囊秘录》、杨时泰的《本草述钩元》都记载茶能"利小便",蒋介繁的《本草择要纲目》称茶"利小便""并能消暑"。

六、健牙护齿

白茶能健牙护齿,用于治疗牙龈肿痛、防止蛀牙。现代实验研究也证明白茶含氟量丰富,有抗酸防蛀的功效。古人从生活经验中很早已发现茶能固齿,并加以利用。元代李冶的《敬斋古今注》云:"漱茶则牙齿固利。"宋代苏东坡《苏轼文集》卷七十三《漱茶说》载:"以浓茶漱口,烦腻既去……而齿便漱濯,缘此渐坚密"。日本人丹波康赖的《医心方》卷第五《治齿龈间血出方》载:"《经心方》齿龈间出血方:取茗(茶也)草浓煮汁,勿与盐,适寒温,含漱……"

明代楼英的《医学纲目》载"齿缝中多出血……浓煎茶含漱,亦妙";吴崑的《医方考》载"晚漱治牙宣……牙宣者,齿根出血也,此以肥甘之热致病。每于晚膳后,以茶漱而洁之,则病愈矣"。清代费伯雄的《食鉴本草》称茶能"漱口固齿";张英的《饭有十二合说》亦认为茶汤能"涤齿颊"。

第三节　黄茶

黄茶的品质特征是黄汤黄叶,味道醇厚。主要品种有君山银针、蒙顶黄芽、霍山黄芽等。

性味:味甘、苦,性凉至温。

归经:归脾、胃、心、肺经。

黄茶的炮制方法是在绿茶制作工序的基础上,先把鲜茶叶杀青、揉捻,然后进行黄茶独有的工序"闷黄",最后干燥成品。闷黄工序可反复进行多次,可在杀青炒叶初包后二炒,复包后再炒,而一些黄茶可进行多次包茶、炒茶的工序。黄茶的闷黄时间及次数不同,其茶性亦会有所差异。茶叶本身性微寒,制茶师会按当地工艺需要,决定闷黄的方法、时间及次数。闷黄的时间越长、反复闷黄的次数越多,发酵的程度越高,其寒性亦往减弱的方向发展。再者,反复闷黄后再炒烘干,烘干的温度及时间越长,茶叶的性味亦趋向温性。

功效如下:

一、健脾温胃

黄茶的茶叶、茶汤均色黄,中医以脾属五脏之土,其色在黄,故黄茶可用于治疗脾胃不足,食积胃肠,脘腹胀闷,嗳气吐酸。南朝陶弘景在《本草经集注》中称茶"主治五脏邪气,厌谷,胃痹……"唐代苏敬在《新修本草》中亦清楚记载茶能"去痰渴热……主下气,消宿食";孟诜的《食疗本草》亦称茶能"利大肠,去热解痰……主下气……消宿食"。

　　宋元时期,对茶叶运脾消食的功能亦多记载。宋代林洪在《山家清供》中指出"茶即药也,煎服则去滞而化食";虞载的《古今合璧事类备要外集》认为茶有"饭后饮之消食"的功效;寇宗奭的《本草衍义》亦指出"唐人有言曰:'释滞消壅,一日之利暂佳。'斯言甚当,饮茶者宜原其始终。"对唐代的茶疗消食功能十分赞同。元代李冶的《敬斋古今注》称茶"除痰下气消宿食",忽思慧的《饮膳正要》亦记载茶"消食下气"的功效。

　　明清时期的医家对茶叶消食功效亦多记载。明代李梴的《医学入门》称茶能"消积止泻";龚廷贤的《万病回春》认为茶能"下消食气";吴崑《医方考·伤食门·芽茶》指出"凡造饭成团,以芽茶沃之,粒粒散解。今后凡遇伤于百谷者宜入之"。清代赵学敏的《本草纲目拾遗》称茶能"解除食积";姚澜的《本草分经》称茶能"下气消食";黄宫绣的《本草求真》指出"凡一切食积不化",茶都有良好的疗效;顾靖远的《顾松园医镜》亦认为茶能"消食祛痰热(下气降火,而兼有涤除肠胃之功)"。除了中医药书籍外,吴敏树的《湖上客谈年语》亦记载:"君山茶无他叶,其味粗细若一,粗者但陈,收而浓煎之,可消食利气而无克损之害。"由上可见,黄茶消食的功效已广受人们认识及使用。

二、祛痰止咳

　　黄茶有良好的祛痰止咳功效,适用于痰多咳嗽,痰色黄质稠。黄茶按其加工不同,其性可由凉至温。闷黄时间短、次数少的黄茶,其性偏凉,对于痰黄质稠的热性咳嗽有很好的疗效。

　　清代王士雄的《随息居饮食谱》记载茶能"肃肺胃",有"涤热消痰"之功;赵学敏的《本草纲目拾遗》认为茶能"涤痰清肺";黄宫绣的《本草求真》说茶"能入肺,清痰利水";冯兆张的《冯氏锦囊秘录》认为茶有"甘寒之性,故入心肺而除热,消痰利水解毒……逐痰涎";王士雄的《归砚录》认为茶能"吐风痰……肃肺胃";程鹏程的《急救广生集》记载茶可"消痰嗽"。近代喉科专著,题名破头黄真人撰写的《喉科秘诀·附痰热喉辨方》说:"痰热喉初起,不常有痰,粘咽吐津,咽干,得茶汤润而出之。"由上可见,无论是古代医家经验的累积,或是近代临床用药的实践,都体现了茶叶祛痰止咳的功效。

三、清热解毒

黄茶能清热解毒,用治咽喉肿痛、口舌生疮、皮肤湿疹、小便赤涩。清代徐大椿的《药性切用》说茶能"泻热";凌奂的《本草害利》记载茶能"消痔漏等疮";黄宫绣的《本草求真》称茶能"清热解毒""清胃肾火","茶茗(专入胃肾),大者为茗,小者为茶。茶禀天地至清之气,得春露以培,生意充足,纤芥滓秽不受",又把茶茗列入泻肾火、泻胃火及解胃毒的中药名列中;顾靖远的《顾松园医镜》认为茶可"解炙爆之毒……解酒食之毒",可见茶叶有清热解毒之功。

第四节　青茶

青茶的品种众多,大多数带有天然花香味。主要品种有铁观音、武夷岩茶、凤凰单丛、台湾乌龙。

性味:味甘、苦,性凉至温(视发酵及焙火程度而定)。

归经:归心、胃、肝、脾、肺经。

青茶的发酵及焙火程度不同,其茶性亦会有所差异。发酵程度较低,轻焙火者,茶性偏凉;发酵程度较高,焙火较重者,茶性由平性至偏温。

功效如下：

一、提神醒脑

青茶能提神醒脑，用于精神困倦、头昏脑涨、昏昏欲睡。南宋赵希鹄《调燮类编》云："少饮则醒神思……晚茶令人不寐，有心事者忌之。"元代忽思慧《饮膳正要》称茶能"清神少睡"。明代李中梓《雷公炮制药性解》亦提到茶能"醒睡"。青茶的天然花果香味能令人精神振奋、心旷神怡，提神醒脑功效较佳。

清代医药书籍记载茶叶提神醒脑的功效颇多，如姚澜的《本草分经》记载茶能"醒昏睡，能清神"；黄凯钧的《药笼小品》认为茶能"醒昏睡"；冯兆张的《冯氏锦囊秘录》认为茶"多服少睡"；王士雄的《归砚录》认为茶能"清神醒睡"；汪讱庵的《本草易读》认为茶能"醒眠睡"；张秉成的《本草便读》也记载茶"令人少睡"。

养生书典及方志书籍亦载有茶醒睡的功能，如陈眉公的《致富奇书广集》记载茶"令人少睡有力，悦志"，沈李龙的《食物本草会纂》记载茶"使人不睡。"

二、解郁悦志

自古以来，不少医书记载茶能解郁，使人心情放松，因此茶疗亦成为治疗情绪病的良好方法。汉代托名神农所撰的《神农食经》载："茶茗久服，令人有力、悦志。"唐代孙思邈的《千金食治》及明代李时珍的《本草纲目》亦有茶能"悦志"的记载。

清代张璐的《本经逢原》指出茶能"开郁利气"，使人"有力悦志"。自古以来，中国不少文人雅士以饮茶为乐，亦在诗文中看出茶饮对他们情志上的影响。清代袁枚在《随园食单》中提到品尝武夷茶："一杯之后，再试一二杯，令人释躁平矜，怡情悦性,始觉龙井虽清而味薄矣,阳羡虽佳而韵逊矣。颇有玉与水晶,品格不同之故。故武夷享天下盛名,真乃不忝。且可以瀹至三次,而其味犹未尽。"汪士慎的《武夷三味》载:"初尝香味烈,再啜有余清。烦热胸中遣,凉芳舌上生。严如对廉介,肃若见倾城。记此擎瓯处,藤花落槛轻。"青茶的天然花果香味除能益思维、清心神外,亦有破烦恼、荡忧栗的功效,故在众多茶品中,青茶治疗情志疾病的效果尤佳。

三、去腻消食

青茶能去腻消食,用治过食肥厚,食滞肠胃,胀闷作痛,嗳气呃逆。北宋苏轼的《东坡杂记》称茶能"去腻"。南宋赵希鹄的《调燮类编》亦载茶"能止渴消食"。元代吴瑞的《日用本草》称茶可"解腻"。明代缪希雍的《神农本草经疏》记载茶能"下气消食者,苦能下泄,故气下火降,而兼涤除肠胃,则食自消矣"。清代曹庭栋的《老老恒言》称茶"饭后饮之,可解肥浓";张英的《饭有十二合说》认为茶"解荤腥";严西亭的《得配本草》认为茶能"去油腻""降火消痰";张秉成的《本草便读》认为茶"能清心而入胃,涤垢除烦,可消食以行痰……能蠲除上焦郁热垢腻,除痰化食"。

清代赵学敏《本草纲目拾遗》对不同的茶品有深刻的研究,其中"武夷茶……最消食下气";江涵暾《笔花医镜》认为一些中药有凉脾之功,把武夷茶与其他中药如大黄、黄芩、栝蒌霜、黄柏等,称为凉脾猛将;凌奂的《本草害利》亦认为茶能"下气消食,去痰热",而"武夷茶,消食偏长,饮之宜热"。清代赵学敏的《本草纲目拾遗》评价武夷青茶,"性温,不伤胃,凡茶瘠停饮者宜之";陆廷灿《续茶经》引王草堂《茶说》,指出武夷山有三味茶,"相传能解醒消胀"。清末民初,蒋希召在《蒋叔南游记》第一集中记载:"武夷之茶,性温味浓,极其消食。"由上可见,无论是医家用药经验还是民间用茶经验,对武夷青茶的消食功能都有很高的评价。

四、生津止渴

青茶能生津止渴,用治汗出过多,津液不足,口干舌燥。南宋赵希鹄的《调燮类编》称茶能"止渴消食";明代龚廷贤的《寿世保元》认为茶有"热渴能济"的功效。清代王士雄的《随息居饮食谱》、凌奂的《本草害利》都记载了茶能"除烦渴";沈李龙的《食物本草会纂》认为茶能"止渴生津液";汪讱庵的《本草易读》载茶能"止燥渴";姚澜的《本草分经》认为茶"并能消暑"。青茶的性味虽然没有绿茶、白茶寒凉,但其亦有良好的生津止渴功效。

五、去脂

青茶有良好的去脂作用,其治疗肥胖症的功能亦为现代医学界所重视。南宋赵希鹄《调燮类编》记载"空心茶去人脂";元代贾铭的《饮食须知》、清代沈李龙的《食物本草会纂》都认为茶有"久饮令人瘦,去人脂"的功效;赵学敏的《本草纲目拾遗》记载茶能"去人脂";费伯雄的《食鉴本草》称茶"多饮去人脂";黄宫绣的《本草求真》、冯兆张的《冯氏锦囊秘录》称茶"久服瘦人"。曹庭栋的《老老恒言》主张饭后饮茶,因"茶能解渴,亦能致渴。荡涤精液居耳……惟饭后饮之,可解肥浓"。

六、止泻治痢

青茶有止泻治痢的功效。明代李时珍的《本草纲目》记载:"治休息痢:救生苦海……乌梅肉、武夷茶、干姜,为丸服。"说明青茶有治痢的药用功能。清代冯兆张的《冯氏锦囊秘录》说茶能"止赤白痢";汪讱庵的《本草易读》记载"热毒下痢赤白,好茶一斤,炙,捣末煎服";顾靖远的《顾松园医镜》

记载茶"治便血热毒,下痢(赤白)亦用之"。在青茶的制茶方法发明以前,中国已用绿茶来治痢,由于绿茶的寒性较重,对于一些寒证痢疾,一般以生姜、干姜相配伍。青茶有止泻治痢的功效,而其寒热之性,又可以通过控制发酵、烘焙的程度加以控制,因此,适合治疗寒证痢疾,不需加上其他中药,亦可达到祛寒止泻的功效。

第五节　红茶

红茶的品质特征是红汤红叶,果香浓郁。主要品种有祁门红茶、滇红茶、宁红茶、正山小种等。

性味:味甘、辛,性温。

归经:归心、胃、肾、肺经。

功效如下:

一、活血通脉

在众多茶类中,红茶的温通之功尤为突出。红茶是全发酵的茶类,由绿色的茶叶发酵至红色,从中医药的理论去理解,是一个"由阴转阳"的过程,这个过程使红茶由性寒凉转为性温,其温性达到能温阳的功效。红茶滋味甘醇,又带辛味,甘味使红茶有温补作用,辛味能散能行;同时,红茶茶汤色红,五行属火,在五脏为心,心主血脉,故红茶又能入血,在温阳补气之余,又能行气行血。因此,各茶类中红茶尤具温阳活血、通脉调经之效,对心脉阻塞、血流不畅、痛经闭经等尤为有效;又适合治疗体质虚寒,手足不温等。

红茶性温,饮后可祛寒暖身。茶叶本性寒凉,在没有发明红茶制茶方法前,茶叶多制成绿茶、白茶,性味偏凉,故《本草纲目》指出"若虚寒及血弱之人饮之,既久则脾胃恶寒,元气暗损,土不制水,精血潜虚"。但茶叶经发酵及干燥加工后,其性味有所改变,如红茶在众茶类中性味较温,由于其温性强,故能达到温阳活血的效果,大大扩大了茶叶的治病范畴。

二、温阳散寒

红茶能温阳散寒,又能除寒湿,用治风寒湿邪外袭,恶寒头痛,肢节酸痛。明代李时珍的《本草纲目》记载茶能"轻汗发而肌骨清";李梴的《医学入门》认为茶"兼治气壅腰疼,转动不得,心痛不可忍";卢之颐的《本草乘雅半偈》认为茶能"畅人四肢,舒人百节"。茶能温阳散寒,治疗腰痛及各关节不适之症。

清代医家亦认同茶温阳散寒、除湿通络的功效。赵学敏的《本草纲目拾遗》称茶能"祛风湿";汪讱庵的《本草易读》记载"腰痛难移,煎茶五合,同醋二合服之",能解除腰痛之症。除了适用于寒湿阻络导致的疼痛及肢体之症,茶亦有散外寒的功效,故对于外感风寒,亦可散寒治病。因此,徐文弼的《寿世传真》认为茶"治小伤风寒可常用"。

三、暖胃止泻

红茶能暖胃止泻,用治脾胃寒湿,泛酸作痛,泄泻下痢。宋代陈承的《本草别说》称茶"合醋治泄痢甚效"。红茶素有"暖胃"之说,散寒之力偏胜,尤其适合脾胃虚寒之人饮用。

四、下气止逆

红茶能下气止逆,用治食滞肠胃,腹胀嗳气,大便不通。明代李梴的《医学入门》认为茶能"下气消食,止泻及赤白痢,利大小便";龚廷贤的《寿世保元》、皇甫中的《明医指掌》亦载茶能"下消食气"。清代亦记载了茶叶调理脾胃的功效,如王士雄的《归砚录》称茶能"去油垢,肃肺胃",能肃降肺胃之气,故能下气止逆;冯兆张的《冯氏锦囊秘录》亦称茶能

"下气消宿食"。相比其他茶类,红茶性味偏温,能降肠胃之气,又可温通,故既可下气消食,亦能除胀通便,适合于体质虚寒证属脾胃寒湿者。

第六节　黑茶

黑茶的品质特征是黄汤褐叶,味道醇浓。主要品种有云南普洱熟茶、湖南茯砖茶、湖北青砖茶、广西六堡茶。

性味:味甘,性温。

归经:归脾、胃、肾、肝、心经。

功效如下:

一、消滞去腻

黑茶能消滞去腻,用治过食肥腻肉类,脘腹胀闷,嗳腐吐酸,不思饮食。黑茶有较强的消滞去腻功效,尤其适合好食肉类的肥胖人士饮用。明代李时珍的《本草纲目》认为湖南黑茶能"下膈气、消滞";清代徐大椿《药性切用》记载茶"善消油腻";汪昂《本草备要》、吴仪洛《本草从新》记载茶"下气消食";汪切庵的《本草易读》认为茶能"消酒食";李梴的《医学入门》认为茶不但能"下气消食",还能"利大小便";江涵暾《笔花医镜》认为茶"最能消胀"。由于茶有消食作用,故成为饭后常饮用之物。张英《饭有十二合说》认为饭后饮茶,能"通利肠胃";张澍《蜀典》认为茶在"饭后饮之消食"。

二、解煎炙毒

黑茶除了拥有良好的消食去腻功效外,亦可以解煎炙毒,用治因过食乳品、肉类等引起的各种不适。明代李中梓的《雷公炮制药性解》称茶能"解煎炙毒";清代赵学敏的《本草纲目拾遗》认为普洱茶"味苦性刻,解油腻牛羊毒";劳大舆的《瓯江逸志》称茶能"解油腻牛羊毒";徐文弼的《寿世传真》、凌奂的《本草害利》、姚澜的《本草分经》认为茶能解"食油腻烧炙之毒";黄凯钧的《药笼小品》记载茶"解肉毒";蒋介繁的《本草择要纲目》记载茶能解"食毒,凡膏粱炙诸浓味啜之为良";黄宫绣的《本草求真》认为茶"是以垢腻能涤,炙爆能解";冯兆张《冯氏锦囊秘录》认为茶"且禀天地至清之气,生于山谷沙土之中,感云露之气以为滋培,不受纤芥滓秽,故能除涤一切垢腻,解炙爆之毒也";阮福的《普洱茶记》认为普洱茶发酵后能"解毒"。

明代谈修的《漏露漫录》记载青藏牧民饮茶助消化:"茶之为物,西戎土番,古今皆仰给之,以其腥膻肉之食非茶不消,青稞之热非茶不解。"于慎行的《谷山笔麈》亦说:"番人以茶为药,疗百病皆瘥,不得则死。"以茶消乳食乃牧民独有,徐春甫的《古今医统大全》记载:"洪武中,肃王疾,召诊。问知平日嗜乳酪,只烹浓茶饮之而愈。王问,对曰:茶能涤膈中之腻故也。王神其术,遂奏授本府良医云。"清代周蔼联的《竺国纪游》亦有记载:"番民以茶为生,缺之必病……糌粑干涩而不适口,非茶以荡涤之,则肠胃不能通利。"从青藏牧民的日常饮食习惯可见,黑茶能消食,亦可以解除因饮食不节所致的各种疾病,有解食毒作用,故成为不可或缺的日常饮料。

三、温胃养胃

黑茶能温胃养胃,用于胃中伏寒,时时作痛,遇寒加剧,泛酸欲吐。黑茶性温,功专温胃散寒止痛。明代李时珍的《本草纲目》、清代赵学敏的《本草纲目拾遗》都记载黑茶能"和胃……去寒"。清代赵学敏的《本草纲目拾遗》还记载茶"苦中带甘,食之清神,和胃……去寒"。清代王士雄的《归砚录》称茶能"肃肺胃",即肃降肺胃之气,故能和胃止逆。

黑茶与红茶一样,都是发酵程度较高的茶类。黑茶经过发酵后,茶汤变至色黑,与红茶同样,经过由阴转阳的过程,茶性亦由寒凉转为性温,加上黑茶味甘厚醇,故能温胃养胃,降肠胃之气,可治疗腹脘冷痛,除胀下气,适用于脾胃虚寒及实寒之证。

四、祛风醒酒

黑茶能祛风醒酒,用治酒醉不醒,或酒后汗出当风,外感风寒。明代李时珍的《本草纲目》称"普洱茶膏,黑如漆,醒酒第一";李中梓的《本草通玄》认为茶能"解炙煿毒、酒毒"。清代赵学敏的《本草纲目拾遗》认为"普洱茶膏,醒酒……功力尤大";严西亭的《得配本草》亦记载茶能"解酒食毒"。茶不但能解食毒,亦能解酒毒,解除饮酒所致的不适症状。姚澜的《本草分经》、蒋介繁的《本草择要纲目》均认为茶能"解酒";张秉成的《本草便读》说茶能"解酲";沈李龙的《食物本草会纂》记载茶能"去积滞秽恶,醉饱后,饮数杯最宜"。

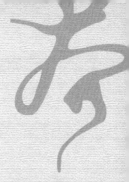

第八章

茶疗法的配伍原则与方法

茶疗与传统中医处方一样，可以按照病证的需要，确定茶疗方。茶疗方可以是一种茶品，亦可是两种或以上的茶品配伍使用。茶疗方与传统中医药的配伍一样，都是根据中药配伍的原则进行。此外，茶疗方的剂量及疗程设计，都需要茶疗医师按病证的特点制订标准，患者亦必须按指导用茶。

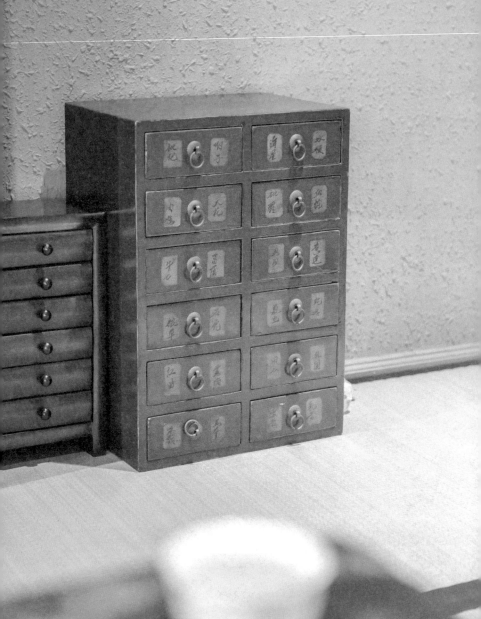

第一节　茶疗方的配伍

一、茶叶的配伍方法

（一）单行

茶疗方可以单用一种茶品治疗疾病,适用于病情比较轻浅、病证比较单纯的情况,往往选择一种针对性较强的茶品即可达到治疗目的。例如,饮绿茶以美容瘦身;饮普洱熟茶治胃寒证。这种配伍方法的特点是制作简单,易于掌握。

（二）相须

茶疗方可以两种茶品或以上组成配方饮用。两种性味功效相近的茶品配伍使用,可以相互促进、增强疗效,相须为用。

（三）相使

两种性味功效存在某种共性的茶品配合使用,一种茶品为主,另一种茶品为辅,辅药可以提高主药的功效。例如,治疗肝郁脾虚之证,茶疗师可选择一种疏肝功能较好的茶品,配伍另一种健脾的茶品,两者同时服用,以收疏肝健脾之功。

茶疗与传统中医药配方一样,可以按病证的需要而加入适当的茶品。在治疗一些病情不太复杂的病证时,采用以上的配伍方法可达到治疗目的,所用的配方茶品也只需一两种便可。如果治疗病情复杂的病证,所需配伍的茶品亦更多,则可按君、臣、佐、使的方法配制茶疗方,但必须注意的是,选取所用的茶品时宜精简,量宜少,必须尽量以最少的茶品、最少的剂量,达到治愈的效果。茶叶配伍是一门很有讲究的学问,茶药虽是药品,但茶疗与传统中医药的不同之处,在于茶汤的色、香、味能令服药者愉快用药,这些都是茶疗必须具备的。故茶疗配方在冲泡或煎煮后,汤色应透彻明亮、汤气应芬芳馥郁、汤味应甘醇可口,只有色、香、味、效俱全,才能称得上一首配伍成功的茶疗方,饮用的人才能赏心悦目,乐于长期饮用。

二、茶叶与其他中药的配伍

中国茶疗法所研究的配伍只包括单味茶品或不同茶品的配伍组合,并不包括茶叶与其他中药或食品的配伍同用。现在坊间有不少茶疗药方,以茶叶配伍不同中药,如人参茶、玫瑰花茶、茉莉花茶、菊花茶、罗汉果花茶等等。而传统中医亦经常以茶叶入药,或以茶汤送服药丸,如《太平惠民和剂局方》的"川芎茶调散",以川芎、防风、细辛、羌活、白芷等中药为细末,以茶清调下。

对中医而言,中药配伍的考虑是如何发挥不同药物的优点,使配伍后的配方更能适合患者服用,发挥最大的治病功能。由于茶叶有解毒功能,其性质除了使其他中药的毒性减小外,亦容易影响中药的药性,因此配伍后有可能增加,亦可能降低药方的治病功能,甚至损害身体健康。我们必须充分了解茶叶及各种配料的性味、功效,借鉴前人用药经验,根据中医药的配伍理论,对证施药,并经过长期临床观察才能得出结论,切勿乱投药物,影响治疗效果。

第二节　剂量

一、种数宜少

茶疗配方种数宜少,即采用的茶品不宜过多,除非治疗一些十分复杂的病证,否则一般只需配伍 1~2 种即可。如果茶品过多,一则各种茶品功效可能会互相牵制或抵销,从而影响治疗效果;二则种类过多,无可避免会影响茶汤的味道,不利于长期饮用。

二、用量宜轻

单方茶疗一般以 5~7g 为宜,即使是两种或以上的茶疗方,其总用量亦不应过重。茶疗采用小剂量的原因有二:一则方便冲泡。茶疗的器具容积比较小,一般在100~250ml,难以盛载大量茶叶,特别是冲泡后茶叶胀大,过于狭小的空间不利于茶叶的有效成分释出。二则避免饮用过量。由于茶疗是一个持之以恒的过程,切勿抱着饮用几次大剂量的茶疗方就能达到效果的急进心态,应本着"润物细无声"的原则,每天适量,坚持长期少少饮之,才是正确的茶疗之道。

三、饮用分量

同为 5~7g 的分量,冲泡或煎煮的用水量对茶效都有一定的影响。茶疗的制作方法不同,用水量亦可有区别,这点在论述制作茶疗方法时再详细解说。茶疗师必须谨记用水多少、冲茶的次数,而每次饮用茶汤的总量亦要细心考虑,并在治疗方案之中说明。

第三节　疗程

一、饮用的时间与次数

若用于日常养生保健,饮用茶疗方可不限时间和次数,每次适量饮之,以个人感觉舒服为准。若用于治疗疾病,则根据具体病情而制订饮用的疗程,而且必须在治疗方案中明确服用的时间是在上午、中午,还是晚上,或在特殊的时间(如病发前服用等),以及饮用的次数是一日一服、一日两服,还是全日时时饮用,并告诉患者。某些慢性病患者还应合理安排饮用时间,如胃及十二指肠溃疡患者不宜在空腹时饮用;失眠患者不宜在睡前饮用,以免影响睡眠;正在服用中西药物的患者,不宜与茶汤一起同服,两者应相隔一个半小时左右服用。

二、疗程的长短

病程较长的病证,如肾阳虚证、大肠虚寒证、痰湿证、肝郁证等,可以 6 天左右为 1 个疗程,连续饮用 3~4 个疗程后,再根据病情变化调整茶疗方及疗程。病程较短的病证,如肺经风热证、肺寒证、食滞证等,可以 3~4 天为 1 个疗程,连续饮用 2~3 个疗程,再视病情变化而决定是否继续饮用。若只用于日常养生保健,则可以根据体质变化和个人情况灵活安排饮用疗程。

第九章

茶疗法的制作与使用

茶疗是用药量最少的治疗方法之一。茶疗要求使用数克的茶叶,冲泡成数杯茶汤,便可达到治疗疾病的效果。因此,茶疗的每一环节要求都十分高。茶疗的制作材料包括茶叶、煎泡用水,两者品质的好与坏,不单影响茶汤的色、香、味,对茶疗来说,更重要的是影响疗效。除此以外,茶叶的用量,冲泡的水温、时间、所用的器皿,饮用的时间、次数,以及饮用的环境气氛,对茶叶的药效都有很大的影响。

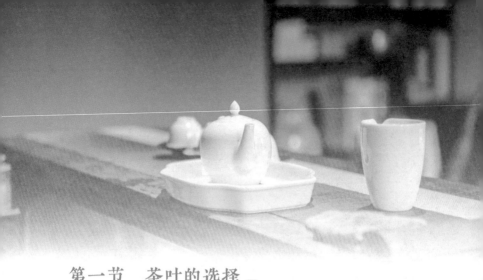

第一节　茶叶的选择

　　茶疗以茶叶为药。选择合适的茶叶是茶疗的第一步。市面上的茶叶种类繁多,茶疗必须"依证选茶",即选择符合个人体质和病证需要的茶类。一般而言,寒性体质和寒证应选用红茶、黑茶、普洱熟茶;热性体质和热证应选用绿茶、白茶、部分黄茶、普洱生茶。对于一些较复杂的病证,如寒热并重、虚实夹杂的病证,单独用寒药或热药都不能对证,便可给予复方,使用多种茶品,配方饮用。同样是清热茶品,由于归经不同,一些茶品能清肺热,一些茶品能清胃热,一些茶品清肝热的效果比较好,因此,以茶为药,使用时与传统中药一样,除了寒热性质外,对各种茶品的归经、功能都必须了解。茶疗是一种新的疗法,起步不如传统中医用药那么早,所以,茶疗师必须对各种茶品了解深刻,汲取前人用茶的经验,并在临床及日常饮用中,勇于尝试、仔细观察、反复验证,积累经验,才能选择到适当的茶品以治病。

　　有疗效的茶叶,必须品质优良。分辨茶叶的好坏亦有一定的标准,可以通过"一看""二闻""三泡"进行基本鉴别。"一看"是先观察茶叶的外形和色泽,品质优良者一般茶形规则,大小均匀,茶梗、叶柄、茶籽较少,色泽光亮。看清楚了,便进行"二闻"。好茶闻起来有一股扑鼻的清香,香味浓郁耐闻;品质欠佳的茶叶香味较弱或没有香味,甚至有一股霉味,一些嗅觉灵敏的人,可能会嗅到一些化学物的刺激气味。最后是"三泡",冲泡茶叶以观察茶汤色泽和品尝茶味。品质优良的茶叶,汤色清透明亮,味道甘醇润喉、齿颊留香;反之则浑浊晦暗,味道苦涩发麻。由于六大基本茶类各自包含了多个茶叶品种,每种茶叶又各具形、色、香、味,因此,鉴别茶叶的好与坏其实是一门专门的学问。

茶疗的重点在于研究茶叶的治病功能,由于所用的茶叶品质都属优良,故看、闻、泡都必须过关。但对茶疗来说,重点不在于赏茶和品茶,如何发挥茶的疗效才是首要目的,因此,为了提高或保留茶叶的治病能力,有时我们亦会牺牲茶的色、香、味。例如:苦能泄、能清热,若以茶品清热解毒,茶叶必须保留适当的苦味,不能在炮制工序把苦味去尽,在冲泡上亦不应以紫砂壶把苦味减退。又以香气为例,在制作日常饮用的茶品时,制茶师会想办法把茶的香气提高,如加重炒茶、烘茶,以增加茶叶、茶汤香气。然而由于炒茶、烘茶这些工序会把茶叶的内含物转化为芳香物质,因此,茶疗内含物会因而减少,可能影响到茶叶的治病功能。故茶疗制茶,不会特别要求提高香气,除非该茶品有需要以其芳香物质发挥闻香通窍或镇静安神的治疗用途。

第二节　用水的选择

水的品质是茶疗十分重要的一环,使用品质不佳或不合适的水,不单影响了茶汤的味道,也降低了茶疗的功效。明代许次纾在《茶疏》中云:"精茗蕴香,借水而发,无水不可与论茶也。"张大复在《梅花草堂笔谈》中云:"茶性必发于水。八分之茶遇水十分,茶亦十分。八分之水试茶十分,茶只八分耳。"张源在《茶录》中亦说:"茶者水之神,水者茶之体,非真水莫显其神,非精茶曷窥其体。"中国古代医家对"水"有不少论述,认识到水不单是药汤的载体,而且优质的水本身也是一味药,可以治病。

一、水的疗效

明代李时珍《本草纲目·水部》记载了不同的水的性味及功效,是人类对水的饮用经验的一大总结。《本草纲目》云:"水者……其体纯阴,其用纯阳。上则为雨露霜雪,下则为海河泉井。流止寒温,气之所钟既异;甘淡咸苦,味之所入不同。是以昔人分别九州水土,以辨人之美恶寿夭。盖水为万化之源,土为万物之母。饮资于水,食资于土。饮食者,人之命脉也,而营卫赖之。故曰:水去则营竭,谷去则卫亡。然则水之性味,尤慎疾卫生者之所当潜心也。"李时珍认为:"水为万化之源。"一方水土养一方人,水可以决定各地人的体质与健康,而不同来源的水,其性味之不同,对人的健康亦有差异,所以,茶疗用水除了作为茶叶内含物的载体外,其本身也有治疗功效。

《本草纲目》将 43 种水分列为 13 种天水、30 种地水。天水从天空而下,包括雨水、潦水、露水、甘露、甘露蜜、明水、冬霜、腊雪、雹、夏冰、神水、半天河和屋漏水。以下仅列举部分:

雨水:为天降之水。

【释名】时珍曰:"地气升为云,天气降为雨……"

【气味】咸,平,无毒。

立春雨水

【主治】……宜煎发散及补中益气药(时珍)。

【发明】时珍曰:"虞抟《医学正传》云:立春节雨水,其性始是春升生发之气,故可以煮中气不足、清气不升之药。……"

潦水：为雨后的积水。

【气味】甘，平，无毒。

【主治】煎调脾胃、去湿热之药（时珍）。

【发明】成无己曰："仲景治伤寒瘀热在里，身发黄，麻黄连轺赤小豆汤，煎用潦水者，取其味薄而不助湿气，利热也。"

露水：出现在早上或夜间，由于气温较低，物体表面温度低于露点，气化的水分会液化成水液，凝聚在叶草表面上。李时珍称它为"阴气之液"。

【气味】甘，平，无毒。

【主治】秋露繁时，以盘收取，煎如饴，令人延年不饥（藏器）。禀肃杀之气，宜煎润肺杀祟之药，及调疥癣虫癞诸散（虞抟）。

百草头上秋露，未晞时收取，愈百疾，止消渴，令人身轻不饥，肥肉悦泽。别有化云母作粉服法（藏器）。八月朔日收取，摩墨点太阳穴，止头痛；点膏肓穴，治劳瘵，谓之天灸（时珍）。

百花上露，令人好颜色（藏器）。

柏叶上露、菖蒲上露，并能明目，旦旦洗之（时珍）。

韭叶上露，去白癜风，旦旦涂之（时珍）。

凌霄花上露，入目损目。

前人称露水有治愈百疾之功。郭宪《洞冥记》有一记载："汉武帝时，有吉云国，出吉云草，食之不死。日照之，露皆五色。东方朔得玄、青、黄三露，各盛五合，以献于帝。赐群臣服之，病皆愈。"古代有吸风饮露之说，"日初出处，露皆如饴"，把露水作食物；杨贵妃每晨吸花上露，以止渴解醒，可见前人对露水的评价很高。

甘露：为甘美的露水。作为优质的露水，甘露出现于人烟稀少、没有污染的地方。

【释名】……时珍曰："按瑞应图云：甘露，美露也。神灵之精，仁瑞之泽，其凝如脂，其甘如饴，故有甘、膏、酒、浆之名。《晋中兴书》云：王者敬养耆老，则降于松柏；尊贤容众，则降于竹苇。……"

【气味】甘，大寒，无毒。

【主治】食之润五脏，长年，不饥，神仙（藏器）。

冬霜：指冬天夜间植物散热较慢，地面的温度寒冷，清晨之时，水气散发慢，凝聚在植物表面成霜。

【释名】时珍曰："阴盛则露凝为霜，霜能杀物而露能滋物，性随时异也。……"

【气味】甘，寒，无毒。

【主治】食之解酒热，伤寒鼻塞，酒后诸热面赤者（藏器）。和蚌粉，傅暑月痱疮，及腋下赤肿，立瘥（陈承）。

腊雪：指腊月（每年农历十二月）收集的雪花所融化的雪水。腊月水为大寒之水，善于治疗热证。

【气味】甘，冷，无毒。

【主治】解一切毒，治天行时气温疫，小儿热痫狂啼，大人丹石发动，酒后暴热，黄疸，仍小温服之（藏器）。洗目，退赤（张从正）。煎茶煮粥，解热止渴（吴瑞）。宜煎伤寒火暍之药，抹痱亦良（时珍）。

除了天水，李时珍还列举了 30 种地水。地水是从天空降至地面，或渗透到地下的水。地水包括流水、井泉水、节气水、醴泉、玉井水、乳穴水、温汤、碧海水、盐胆水、阿井水、山岩泉水、古冢中水、粮罂中水、赤龙浴水、车辙中水、地浆、热汤、生熟汤、齑水、浆水、甑气水、铜壶滴漏水、三家洗碗水、磨刀水、浸蓝水、猪槽中水、市门溺坑水、洗手足水和洗儿汤。部分地水可用于泡茶，兹将其论述之。

流水：指江河或溪涧内流动的水。李时珍云："其外动而性静，其质柔而气刚，与湖泽陂塘之止水不同。"但江河水混浊，而溪涧水清澈，各有不同，故李时珍认为必须分辨清楚，"其入药，岂可无辨乎"。

千里水　东流水　甘烂水（一名劳水）

【气味】甘,平,无毒。

【主治】病后虚弱,扬之万遍,煮药禁神最验(藏器)。主五劳七伤,肾虚脾弱,阳盛阴虚,目不能瞑,及霍乱吐利,伤寒后欲作奔豚(时珍)。

逆流水

【主治】中风、卒厥、头风、疟疾、咽喉诸病,宣吐痰饮(时珍)。

同是流水,其流动的速度、方向不一,性味及功效差异很大。甘烂水又称劳水,将水放在盆内,用瓢将水扬起来,又倒下去,反复多次,直至水面上有无数水珠滚动,便可用之煎药。李时珍认为"盖水性本咸而体重,劳之则甘而轻,取其不助肾气而益脾胃也",故张仲景用之以煎茯苓桂枝甘草大枣汤方,治疗奔豚病。东流水及千里水性质相近,"其性急速而下达,故通二便风痹之药用之"。逆流水,"其性逆而倒上,故发吐痰饮之药用之也"。

井泉水:即井水,包括井华水、新汲水。水源从地底泉脉而来者品质最好,从江河中浸渗而来者次之。城市人口稠密,井水容易受污染而变质,须先煎滚,停顿一些时间,待杂质下沉后取其上之清水用之。此外,混浊、带泥、生虫的井水,不应使用。

井华水:每天早晨第一次汲的井水。

【气味】甘,平,无毒。

【主治】酒后热痢,洗目中肤翳,治人大惊,九窍四肢指歧皆出血,以水噀面。和朱砂服,令人好颜色,镇心安神。治口臭,堪炼诸药石。投酒醋,令不腐(嘉祐)。宜煎补阴之药(虞抟)。宜煎一切痰火气血药(时珍)。

新汲水:不管何时,只要是初汲的井水即称新汲水。

【主治】消渴反胃,热痢热淋,小便赤涩,却邪调中,下热气,并宜饮之。射痈肿令散,洗漆疮。治坠损肠出,冷喷其身面,则肠自入也。又解闭口椒毒,下鱼骨哽(嘉祐)。解马刀毒(之才)。解砒石、乌喙、烧酒、煤炭毒,治热闷昏瞀烦渴(时珍)。

节气水:李时珍不单指出不同的水的性味、功能的不同,同时亦注意到水在不同节气所产生的变化。

【集解】时珍曰:"一年二十四节气,一节主半月,水之气味,随之变迁,此乃天地之气候相感,又非疆域之限也。……"

立春、清明二节贮水,谓之神水:

【主治】宜浸造诸风脾胃虚损诸丹丸散及药酒,久留不坏。

寒露、冬至、小寒、大寒四节,及腊日水:

【主治】宜浸造滋补五脏及痰火积聚虫毒诸丹丸,并煮酿药酒,与雪水同功。

立秋日五更井华水:

【主治】长幼各饮一杯,能却疟痢百病。

重午日午时水:

【主治】宜造疟痢疮疡金疮百虫蛊毒诸丹丸。

小满、芒种、白露三节内水:

【主治】并有毒。造药,酿酒醋一应食物,皆易败坏。人饮之,亦生脾胃疾。(并时珍)

醴泉:指具有薄酒味道的泉水,水质佳,可以延年。

【气味】甘,平,无毒。

【主治】心腹痛,疰忤鬼气邪秽之属,并就泉空腹饮之。又止热消渴及反胃霍乱为上,亦以新汲者为佳(藏器)。

玉井水:出产玉石的山谷中的水泉称玉井水。

【气味】甘,平,无毒。

【主治】久服神仙,令人体润,毛发不白(藏器)。

乳穴水:从岩洞涓涓流出的水称乳穴水。此水比其他水重,烧开后,水面浮有细盐粒。

【气味】甘,温,无毒。

【主治】久服肥健人,能食,体润不老,与钟乳同功(藏器)。

阿井水:指古东阿县阿井之水,"其性趋下,清而且重,用搅浊水则清,故以治淤浊及逆上之痰也"。

【气味】甘、咸,平,无毒。

【主治】下膈,疏痰,止吐(时珍)。

山岩泉水:山岩土石间所出之泉,流为溪涧者,称山岩泉水。

【气味】甘,平,无毒。

【主治】霍乱烦闷,呕吐腹空,转筋恐入腹,宜多服之,名曰洗肠,勿令腹空,空则更服。人皆惧此,然尝试有效。但身冷力弱者,防致脏寒,当以意消息之(藏器)。

热汤:又名百沸汤、麻沸汤、太和汤,即白开水,须煮开多次,使污泽之物下沉或上散,有利于洁净水质。若未煮开便服用,"饮之反伤元气,作胀"。

【气味】甘,平,无毒。

【主治】助阳气,行经络(宗奭)。熨霍乱转筋入腹及客忤死(嘉祐)。

甑气水:指在煮食时,在甑蓬四边滴下的气水,以盘承取用。

【主治】以器承取,沐头,长毛发,令黑润;朝朝用梳摩小儿头,久觉有益也(藏器)。

【附方】新一。小儿诸疮,遍身或面上生疮,烂成孔白,如大人杨梅疮,用蒸糯米时甑蓬四边滴下气水,以盘承取,扫疮上,不数日即效。百药不效者,用之神妙。(《集简方》)

《本草纲目》成书后,后世学者对水的研究亦十分重视。清代赵学敏的《本草纲目拾遗》补充了24种用水,包括春水、天孙水、荷叶上露、糯稻露、白云、卤水、竹精、古刺水、强水、刀创水、鼻冲水、丹砂水、曾青水、白凤浆、天萝水、黄茄水、梅子水、樱桃水、各种药露、御沟金水、起蛟水、混堂水、鸡神水和日精油(其中部分不是煎药用水)。每一种水的性味、主治都有详细的记录。古代中医对煎药用水要求很高,且水本身亦有治疗作用,前人甚至以饮用清水来治病。故李时珍说:"水性之不同如此。陆羽烹茶,辨天下之水性美恶,烹药者反不知辨此,岂不戾哉!"茶疗是烹茶,亦是烹药,故用水十分重要。

兹将部分有关内服的水详载如下,供大家参考:

春水:

《南诏志》:春水有三,具在鹤庆府。一在城东南二十里石碑坪;一在城南三十里龙珠山麓;一在城东北三十里五老山下。春水盈时,有硫黄气。郡人于二三月间和盐梅椒末饮之,能祛疾。《职方考》:云南鹤庆府出春水,在观音山莲花寨之北。立夏前三日出、后七日止,水无定所,每出时,地中漉漉有声,土人循其声掘之,其水始出,能除百病,远近村民竞饮之。走方者饮之不染瘴,病疠者饮之立除,外境人尤效,数日内有鹦、绿鸠数百群飞来,饮水涸乃去。

味甘性平,除痼疾,厚肠胃,已虚劳,去瘴疬。

敏按:土为万物之母,凡物得土之精者,均入脾胃而能扶正气。正气足,则百病自除。此水在地能鸣,出无定所,乃川脉得先天之气,借地力宣泄,故有厚胃除疾之功。出七日即涸,并具来复之机。鹤庆为云南边境,山川蒙密,民多瘴疬。《府志》载城东南尚有温泉,每岁三月,郡人浴之,有痼疾者辄愈,则又不特春水之出其地也。天心爱人,生一害必生一物以救之,如出鸠之地多犀,观于此水,可以悟物理矣。

天孙水:

《广志》云:即七夕水。广人每以七夕鸡初鸣,汲江水或井水贮之,是夕水重于他夕数斤,经年味不变,益甘甚以疗热病,谓之圣水。若鸡二唱则水不然矣。

色清,性微寒,味甘,治一切热症神效。

喉蛾喉痛:《陆氏济世良方》用肥婆草捶烂,将些圣水开服,如牙痈牙痛,将此草捶烂,和圣水含在口内,吐换数次即愈。

治食百尿:《济世良方》用苦瓜捶烂,取汁,和圣水服之,即愈。若无苦瓜,取其核捶烂,和圣水服之。

二、优质水的特点

水本身有药用价值。不同的水,其性味功效亦有差异。那么,如何判断一种水是否适合泡茶之用?归纳古人选择泡茶用水的经验,优质的水有"清""活""轻""甘""冽"五大特点。一为水贵"清",指水质应清澈纯净,没有丝毫杂质。我们品评水的时候,应以透明清澈的玻璃瓶盛载清水,看看是否通透清澈。二为水贵"活",指流动的水比静止的水为佳。宋代唐庚的《斗茶记》记载:"水不问江井,要之贵活。"南宋胡仔《苕溪渔隐丛话》云:"茶非活水,则不能发其鲜馥。"活水有一个特点,即水分子特别细小,故其张力较大,好比荷叶上的水珠,由于表面张力大,可在荷叶上滚动。饮用时,若舌面上感到如有水珠滚动,这便是活水了。三为水贵"轻",指水中的矿物质少。清代人最讲究以水的轻重来分别水质的优劣。相传,乾隆皇帝曾自制小银斗,亲自测量天下各地水的轻重,排出优次,钦定北京西郊玉泉山水为"天下第一泉",作为专供宫廷饮用的御用水。水的轻重主要以水中所含矿物质的多少及轻重而定。重的水矿物质含量较多,尤其是钙和镁含量高,称为硬水;轻的水含矿物质少,称为软水。硬水泡茶,水中的矿物质容易与茶叶内含物结合,使汤色变得混浊,茶香减退,茶味亦减。因此,泡茶用水宜轻,宜用软水。四为水贵"甘",指水味甘甜。宋代茶人蔡襄在《茶录》中说:

"水泉不甘，能损茶味。"强调只有醇甘的水才能发挥茶的香味。五为水贵"冽"，指水的口感冰凉适口。明代田艺蘅在《煮泉小品》中说："泉不难于清，而难于寒。"能达到甘而寒的多为泉水，而且大多在峰峦叠嶂的山区。这是因为泉水水源多在地层深处，慢慢沁出，加之树木遮蔽，所以水温较低。

　　能达到上述要求的水，多为山上的泉水。唐代陆羽《茶经》曾云："其水，用山水上，江水中，井水下。"意思是山中泉水为上品，江河之水为中品，井水为下品。未经污染的山中泉水，水质较好，尤以高山泉水为佳。山下泉水沙土较多，亦多受污染。《茶经》又说："其山水拣乳泉、石池漫流者上。"泉水从白色石隙中慢慢流出，使其含有多种矿物质，能补益身体。自上而下涓涓而流，使其所含沙石杂质慢慢沉淀，则泉水更为清澈。山中泉水亦富含各种对人体有益的微量元素，用之煎泡茶叶，能充分发挥茶的色、香、味，因此是品茶用水的首选。当然，不是所有泉水都可以用来冲茶，如一些泉水含硫黄较重，不应饮用。至于江河之水及井水，因为二者常处于人烟稠密的地方，受污染的程度较高，所以水质亦较差，故被陆羽列为中下之品。《本草纲目·水部》把"井泉水"细分，远从地下泉来的，水质最好；从近处江湖渗进来的，属于次等；被城市沟渠污水污染的则更差。

　　高山泉水是品茶用水的最佳选择，但即使是质量很好的高山泉水亦不是适合冲泡所有品种的茶叶。有丰富泡茶经验的人都可能发现，用同一种优质的水泡不同的茶叶，大部分茶汤都有良好的色、香、味，但偶尔茶汤表现反而不理想。因此，即使是好茶好水，茶叶与水还是要讲求搭配。茶叶与水的最佳配搭是以当地的高山泉水冲泡当地的茶叶。唐代张又新的《煎茶水记》曰："夫茶烹于所产处，无不佳也，盖水土之宜。离其处，水功其半。"当地的茶叶以当地的水灌溉成长，泡茶时自然与当地的水最为相配，而缺乏了当地泉水，茶味自然减退。

现代都市人泡茶,高山泉水并非随处可见、随手可得,生活在城市的人更是"一泉难求",更不用说当地的高山泉水了。至于现代的河水或井水,都有可能受到污染,长期饮用可能对身体产生不良的影响。因此,现代人品茶用水多选瓶装矿泉水或蒸馏水,或用过滤器过滤自来水,以减去氯的气味。

三、茶疗用水

茶疗用水的择水原则、方法与品茶用水相同,可按上述"清""活""轻""甘""冽"的标准来确定是否优质。与品茶用水不同的是,茶疗泡茶的目的是治疗,因此,为了稳定发挥茶叶的治病功能,茶疗多以纯净水冲泡,使得用水对茶叶功效的影响降至最低。纯净水能很好地达到"清""轻""甘"的要求,虽然其"活""冽"的特性,未必能与泉水相比,但有高度的水质稳定性,水的不明内含物最少,不容易与茶叶的内含物发生反应,而且货源容易找到,获取十分方便,因此,是茶疗用水的最佳选择。

第三节 茶具的选择

茶具古称"茶器"。有云:"水为茶之母,器为茶之父。"可见古人对茶具的重视程度。茶具与茶饮方式的发展有很大的关系。例如,唐代饮用蒸茶饼,把茶叶蒸熟,然后捣碎成茶末,再拍制成饼;饮用时,要先把茶饼捣碎成末,煮水初沸时加入盐调末,再用竹夹环击汤心,然后下茶末,再置于茶碗中饮用。故陆羽《茶经》记载唐时的茶具除了盛茶、清洁用具、贮水等茶具外,亦有炙茶和碾茶用的竹笑、纸囊、碾、拂末等工具,亦有专门用于存盐的鹾簋、取盐的揭。历代茶具都有所变化,现代的饮茶方法都以明清时期盛行的冲泡方法为主,故主茶具有茶海、茶壶、茶杯、公道杯、闻香杯、盖碗、茶碗;辅助泡茶用品有煮水壶、箸匙筒、茶夹、渣匙、茶漏、茶则、茶匙、茶针、水盂、茶叶罐、茶巾等等。

茶具的选择在茶疗中有两个意义,一是选用合适的冲泡工具,使茶叶内有治疗作用的内含物尽量溶解于茶汤之中;二是精美的茶具能增加饮用者愉悦的情绪,加强茶疗身心并治的效果。虽然茶疗的茶具配置要求不像专门用于品茗的茶具那般讲究,通常配备茶壶、杯子、煮茶器具便已满足基本要求,可以操作茶疗;但茶具的质量优劣,对茶汤的品质和品饮者的心情都会产生显著的影响,因为茶具既是饮用品,又是观赏品。一套制作精美雅致的茶具往往让人赏心悦目,感悟茶具背后所蕴含的文化艺术内涵。茶疗是一种"身心同治,形神共养"的自然疗法,既治疗肉体上的痛楚,亦调节心理紧张情绪。借助茶疗轻松愉快的过程,一边欣赏精美雅致的茶具,一边品啜芬香甘醇的茶汤,相得益彰,让人不知不觉放下一切浮躁焦虑,进入恬静安详的忘我境界。这种轻松愉快过程对治疗心理疾病有很大的帮助,因此茶具也是茶疗不可忽略的部分。

对所有茶具来说,安全卫生是首要要求,故选用茶具时,无论材料如何、造型如何,都必须符合以下三点。第一,其原材料必须安全卫生,没有任何不利于身体的物质能够在茶汤中释出。由于茶疗是需要长期饮用的疗法,即使有害释出物的量少,但长期在身体的积累及伤害,亦不得不引起重视。第二,注意茶具的破损。茶具多以陶瓷、玻璃、紫砂作为材料,容易破裂。破裂的茶具便要弃用,以免碎片割伤饮用者,或混入茶汤中,损伤身体。第三,茶具的清洁十分重要。每次饮茶后,应先把茶壶里的茶叶倒干净,然后用清水将茶具清洗干净,避免茶垢的积累和细菌的滋生。

制作茶疗用茶汤的方法主要有两种——冲泡法和煎煮

法,且冲泡法较为常用。相关的制作方法,我们下一节会详谈。不同的制作方法,所用的茶具亦有不同。茶疗所必备的茶具是茶壶(或盖碗)、茶杯及煮茶器,故本节集中论述这些茶具的选用。

一、冲泡法的茶具

冲泡法是把干茶叶放在茶壶或盖碗中,加入沸水,浸泡片刻后饮用。茶疗选择冲泡工具的重点是茶具的保温性,以及茶具的材料是否令茶汤中的有效成分减少,或茶具释出物是否与茶汤结合而使茶汤混浊。

茶壶及盖碗都是常用的茶具。对相同材料制造的茶壶、盖碗进行比较后可知,茶壶的壶壁较厚,入水口较盖碗为小,加上壶身的形状设计,保温性略强;盖碗的碗口较大,加入茶叶及清洗茶渣较为方便,亦有其优点。因此,可根据用者习惯,任意选择茶壶或盖碗冲泡茶叶。由于茶疗多为1~2个人的用量,多在5~7g,因此茶壶或盖碗大小宜在110~200ml,而个别茶疗配方可能有指定大小的茶具。至于茶杯,亦不可轻视。有品茶经验的人士便知道,茶杯对茶汤的味道影响也很大。选用的标准主要是制造的材料,其原则与选用茶壶用料一样。有时也涉及所选用的杯型是否有助于茶汤降温。

(一)陶壶(或陶盖碗)

陶壶由黏土制坯烧成,烧成温度一般在650~1 000℃,可分为泥质和夹砂。陶壶外形比较粗糙,其色因黏土所含金属氧化物的比例不同,以及烧成环境和条件有别,可呈红、褐、白、黑、灰、青、黄等色。陶壶导热缓慢,不易烫手,保温力强,能使刚煮开的水温在100℃的开水尽量保温,有利于茶叶内含物的释出。由于陶壶胎体硬度较差,含气孔,有一定的吸附性,会吸附茶汁,蕴蓄茶味,减少茶香。由于这个特点,陶壶适合冲泡重烘焙、重韵味的乌龙茶或黑茶,使过于刺激的物质被壶身气孔吸附,从而茶味便较平和。

(二)紫砂壶

紫砂壶由宜兴紫砂泥烧制而成,烧成温度一般较高,约1 100~1 200℃。紫砂泥主要产于广东大埔和江苏宜兴,深藏于岩石层下,色泽紫红,质地细腻。紫砂壶亦属陶制茶壶,故具有陶制茶壶的特性,导热缓、不烫手、保温力强、含气孔、对茶汤有吸附作用。相较于粗陶壶,紫砂壶更受欢迎,因为其材质多样,可以烧制出多种不同密度、不同颜色、不同质感的壶,用以配合所泡的茶叶。特别是其内部的双重气孔,使其具有良好的透气性,泡出的茶汤色、香、味亦较为理想,故优质的紫砂壶并不便宜。

紫砂壶保温力强,能保持开水至较高温度,可使茶叶的内含物释出较多,茶色较浓、茶味较足。由于其气孔会把部分物质吸附,如果冲泡品质较差的茶叶,可以吸附刺激物质,使茶汤优化;如果冲泡品质优良的茶叶,茶汤便损失了部分有效物质,所以,紫砂壶有"养壶"的需要。使用紫砂壶时,宜同一种茶叶采用同一把紫砂壶冲泡,即"一茶一壶",以免混合其他不同种类的茶叶,导致紫砂壶吸味而影响了使用。经长时间的养壶,壶身气孔吸附物质饱和,气孔吸附能力减退,紫砂壶便能发挥其良好的保温力,又不会减少茶叶的内含物,使茶汤气味更佳。由于养壶费时,而且一茶养一壶,对于茶疗来说,就是一壶只能泡一药,不太方便,因此,紫砂壶并非茶疗冲泡的首选。

(三)瓷茶壶(或瓷盖碗)

瓷茶壶或瓷盖碗是茶疗冲泡的首选。瓷茶具与陶茶具的分别主要在于瓷器原材料为瓷土,即高岭土,而烧成的温度在1 200℃以上。瓷器导热适中,但散热比陶茶具快,保温力适中。由于瓷器以高温烧成,质地密实光滑,没有粗大气孔,无吸水性,透气性低,不易沾染异味及茶汁,不会和茶发生化学反应,故能释出茶叶原有的内含物,反映出茶汤原本的色、香、味,对茶汤药效的影响较少。

瓷茶具可分白瓷、青瓷等,其分别主要是釉色的分别,对茶效没有影响。选择瓷茶具时,主要留意釉面是否平整光滑,是否有斑点、落渣、缩釉。触摸茶具表面,釉面光滑不涩,感觉柔滑细腻,敲击时可发出清脆悦耳的声音,表示瓷茶具的瓷化程度好,且没有损伤,品质较佳。

(四) 玻璃壶(或玻璃盖碗)

现代玻璃器皿发展很快,相对其他茶具,玻璃茶具价格一般较低,购买亦方便。玻璃茶具主要由石英砂、石灰石、纯碱等材料,在高温下熔化、成型、冷却而成。玻璃茶具导热性好,较烫手,保温性差,故茶汤的温度较低,释出于茶汤的内含物没有陶瓷茶具那样丰富,茶汤的色、香、味亦较低。但玻璃壶没有气孔,无吸水性,不会吸取茶汤的味道,不会和茶发生化学反应,较少影响茶的治病功能。玻璃茶具最大的特点是高透视度,因此以玻璃茶具泡茶,可以欣赏茶汤鲜艳的色泽和茶叶翻动的姿态,实为赏心乐事。

(五) 茶壶小结

除上述茶具外,还有金属茶具,包括铁茶具、铜茶具、金银茶具等,以及竹木茶具、搪瓷茶具、石茶具、玉茶具等等,还有现代新设计的飘逸杯,种类繁多。由于不同茶具对茶汤都有不同程度的影响,为确保对茶汤疗效的影响降到最低,茶疗师对所选用茶具对茶汤的影响,必须了解清楚。在现代常用的茶具中,以瓷茶具为首选,玻璃茶具次之,如陶茶具和紫砂茶具保养得宜,亦是十分好的选择。

(六) 煮水器

冲泡法工具除了茶壶、茶杯外,煮水器亦不可少。选择煮水器有两个要点:第一,煮水器保温力强。开水烧至 100℃后,在煮水器内存放期间,水温会稍稍降低,对茶叶内含物释出量以及茶汤的色、香、味，亦有相当大的影响。比较目前常用材料做成的煮水器，其保温力由强至弱为铁器、陶器、瓷器和不锈钢。第二，方便快捷。由于并非所有的患者对品茶都有研究，家中亦没有太多的工具，故选择使用方便的工具亦十分重要。时下使用最多的是不锈钢电热水器，作为茶疗工具，它虽不是保温力最强的煮水器，但由于方便快捷，故不失为一个好的选择。对品茶有研究的患者，若家中有保温力较强的铁、陶或瓷质的煮水器，当然有利于茶汤的冲泡。

二、煎煮法的茶具

中国茶疗法考虑到服药时的方便程度，亦配合一贯的饮茶方式，使茶疗能够成为悠闲生活的一部分，故冲泡法是茶疗最常用的方法。除了冲泡法外，煎煮茶叶是古代茶疗常用的方法。对于一些茶类，尤其是黑茶，把茶叶煎煮成药，有利于茶叶成分释出，亦是一个理想的方法。对于茶疗来说，用何种方法制作茶汤，可能对茶效都有很大的影响。因此，茶疗师处理每一种病证时，都应该制订最有效的制作方法，嘱患者依法进行。煎煮法的所需茶具主要是茶煲、炉具和燃料。

（一）茶煲

采用坚固耐火的砂煲、陶瓷煲或搪瓷煲均可，既保温又能保持水质原味。另外，使用可放在电炉或电磁炉上加热的耐火玻璃壶，虽然其保温能力不及上述茶具，但玻璃能透视，在煎煮的过程中观赏壶中茶叶的翻动，亦有助于调养身心。而且玻璃具有不吸气味、容易清洗的优点，亦是理想的选择。煎煮法忌用铁质、铜质、铝质的金属器具，因为金属元素容易与茶叶的有效成分发生化学反应，往往使茶汤变得混浊，而茶的疗效亦会降低，甚至产生毒副作用，对身体无益。

（二）炉具和燃料

传统煎茶炉具多用炭炉，古代又称"红泥炉"，以炭或劲薪作燃料。《茶经》记载："其火用炭，次用劲薪。"炭炉一直是传统煮茶的主要用具。酒精炉也是较常用的煮茶用具，以液体或固体酒精作燃料，但存在不耐燃烧、容易熄火以及需经常添加燃料等缺点。现代城市生活大多数已使用煤气炉、石油气炉、电磁炉等炉具，用于煎煮茶疗方就更加方便了。不过须注意煎煮过程中不能用火过猛，以免破坏茶叶的有效成分。

第四节　制作的步骤

茶汤的制作是茶疗的重要一环。茶疗医师对证选取了合适的茶叶，治疗方案设计好了，最后操作是否正确，对疗效亦十分重要。对品茶有认识的人都知道，冲泡或煎茶的方法不同，茶汤的色、香、味便不同，其差异之大可能令人不能辨别出是同一味茶叶冲煮出来的。茶汤在色、香、味上的差异，表明制作过程的细节差异过大，会令茶叶的有效内含物释出量有所不同，从而影响茶汤的疗效。因此，制作的每一个步骤都不宜掉以轻心，要把每一个步骤清楚地向患者说明，如有特别需要注意的事项，亦务必解释清楚。

一、漂洗

冲泡或煎煮前应先将茶叶用沸水漂洗一次。方法是倒入热开水浸淹茶叶后迅速将水倒出。目的是去除茶叶附着的灰尘杂质，使材料更加清洁卫生，并有唤醒茶叶、激发茶香的功用。部分茶类如黑茶，可以漂洗两次。

二、冲泡

冲泡过程比较简单。在先前盛放漂洗干净的茶叶的茶壶或盖碗中，再冲入适量的沸水，加盖焖泡一定时间后即可将茶汤倒出。先以公道杯盛载，再倒入茶杯分次饮用。通常一首茶疗方可以重复冲泡多次,虽然冲泡过程简单,但也要掌握以下一些技巧。

（一）水量及水温

茶疗方一般用量 5~7g,每次用水量约 100~200ml。用水量的多少视泡茶器皿的容积而定。茶疗泡茶用水的温度与品茶的习惯略有不同。茶疗用水温度一般选用 100℃,因为水温越高,茶叶的内含物释出量越多,茶汤内有效成分便越多,疗效越好。品茶的用水温度习惯是"老茶宜沏,嫩茶宜泡"。所谓"沏",是用刚煮沸的水;所谓"泡",是用煮沸后温度稍低的水。然而,又多以低温水泡绿茶,以高温水泡红茶、黑茶。由于用于茶疗的茶叶一般品质优良,所以,即使全是嫩叶或嫩芽,以高温水冲泡,亦不会出现苦涩味重的问题。茶疗泡茶以发挥疗效为主要目的,故应以高温泡茶。

（二）注水的时间及方法

茶叶经漂洗后,叶面温度提高,干叶吸收了水分后膨胀,叶面最外层受热,细胞间的间隙亦增大,有利于茶叶的内含物释出。所以,第一次漂洗后,应在叶面尚保持一定的温度时便第二次注水。如果待叶面凉了才注水,叶面外层因温度下降而收缩,会阻碍内含物的释出。进水方法一般以缓慢打圈为宜,使热水均匀注入壶中或盖碗中,以免热度集中在一点,叶片热力不均,妨碍内含物的释出。通常一首茶疗方可以重复冲泡 3~4 次,而某些茶疗方案可冲泡更多次数。

（三）焖泡时间

通常茶疗方加盖焖泡 15 秒左右即可饮用(不同的茶疗方稍有不同)。医师应该按病证的需要、患者的体质,以及针对特别的人群,如孕妇、小童、老人等,去厘定焖泡的时间,并加以指导。

三、煎煮

煎茶的茶叶用量一般比泡茶用量大,约 10~20g。将清洗干净的茶叶放入耐火的砂煲、陶瓷煲、搪瓷煲或玻璃壶内，加入清水约 300~500ml，先用武火（大火）煎沸，沸后改用文火（细火）继续煎煮 3~5 分钟即可。待汤液稍为冷却后，便可倒入干净的容器内，然后用茶杯盛载，分次饮用。通常每天只需煎煮一次，如病情需要也可再煎煮一次，此时应取用新茶再煎。煎煮取汁后的茶叶应倒掉，不应隔夜再煎。

泡茶及煎茶的总体原则是"见茶泡茶，见人泡茶"。"见茶泡茶"的意思是按茶品的特点决定泡法，如煎煮方法多用于黑茶、陈年白茶，以及一些老叶、硬梗较多的茶品；"见人泡茶"的意思是按照患者的特点决定泡法，如孕妇、小童、老人等焖炮的时间相对较短。这样才能将茶疗的优势发挥到极致，同时又最大限度地减少副作用。

第五节　饮用的配合因素

茶疗简便易行、安全有效，但要达到理想的治病效果，除了辨证准确、遣方用茶选料得当之外，还要配合一些因素才能起到事半功倍的效果。这里所讲的因素是指茶疗"三境"，即环境、心境、意境。其中，环境是第一层次，心境是第二层次，而意境则为最高层次。

一、环境

茶疗是一个治病的过程，在此过程中如能有一个良好的环境，则患者能够放松心情，对药物的吸收以及药效的发挥都有正面的影响。茶疗是一个身心共治的疗法，治疗过程中的情绪变化对疗效有着重要的影响。在幽雅清静的房间，听着抒情悠扬的乐曲，使用古雅简洁的茶具，泡出香气怡人的茶汤，如此环境容易使人心情轻松平静。相比之下，如果在一些喧嚣肮脏的环境下喝茶，人的心情便大大不同。国外有研究指出，良好的饮食环境对脑退化症患者的营养吸收有正面帮助。善加利用幽雅的环境，可以加强茶药的功效，是茶疗的独特优势之一。

茶疗所需要的环境是"雅""静"。自古以来，人们对品茶的环境氛围十分讲究，强调"幽雅清静"，素有"窗谒之座幽为首"之说。明代冯可宾在《岕茶笺》中提出了适宜品茶的13个条件和不适宜品茶的7种情况，即"无事(休闲)""佳客""幽坐""吟诗""挥翰""徜徉""睡起""宿醒""清供""精舍""会心""赏鉴""文僮"宜品茶，而"不如法""恶具""主客不韵""冠裳苛礼""荤肴杂陈""忙冗""壁间案头多恶趣"不宜用茶。朱权在《茶谱》中提出品茶的幽雅环境："或会于泉石之间，或处于松竹之下，或对皓月清风，或坐明窗静牖，乃与客清谈款话，探虚玄而参造化，清心神而出尘表。"陆树声《茶寮记》中曾列出12类理想的品茶环境，即"凉台""静室""明窗""曲江""僧寮""道院""松风""竹月""晏坐""行吟""清谈""把卷"。泉石松竹、清风送爽、窗明几净是理想的品茶环境，使人更容易进入"心境""意境"的层面。

现代城市生活中不太容易随时随地找到"雅""静"的环境，但只要略花心思，对家居或工作环境稍加布置，就能营造出幽雅的茶疗环境。例如，在客厅或阳台专辟一角，摆上一张红木小茶几、两三把红木凳子或藤椅，旁边栽种几盆绿色植物，挂上一幅茶人茶事的字画。如此简单的摆设就能衬托出相当不错的环境氛围，同样可以达到怡情养性的效果。即使在狭小的办公室内，只要在写字台上摆放一扇装饰小屏风、一盆观赏绿色小植物或微型的山水盆景，也同样能增添几分置身于大自然的感觉。所以不管在什么地方，只要肯花心思，总能营造出幽雅的茶疗环境。

二、心境

心境是茶疗的第二层次，亦是影响茶疗效果的重要因素之一。雅静的环境是为了使患者在饮用茶药中,达到茶疗所需的心境——"纯""净"。现代医学证实,许多疼痛性疾病是由精神紧张引发的,如偏头痛、痛经、胃痛等,均为现代都市人最容易罹患的疾病。茶疗是一种"身心并治、形神共养"的疗法,心境纯净,则使精神紧张因素得以去除,对茶疗的治病效果有积极的促进作用。

古人认为茶能清心、陶情、去杂、生津,可见在"雅静"的环境下,透过饮用茶品,能纯净心灵,使人淡泊、清澈、冷静。明代陈继儒的《小窗幽记》有言:"独坐禅房,萧然无事,烹茶一壶,烧香一炷,看达摩面壁图,垂帘少顷,不觉心净神清。"古人以"无事"作为品茶的第一条件,意即心无羁绊杂念、纯净如水,品茶才能超凡脱俗、悠然自得。为了纯净心灵,古代一些讲究的茶人每次在品茶之前,必先焚香静气、沐浴更衣,然后才煮茶品饮。茶疗的目的在于祛疾治病,更须持有一份纯净洒脱的心境。茶疗应在安静、平和、安详的"纯净"心境下进行,这样才有利于机体阴阳平衡、气血调畅。正如《黄帝内经》所说:"恬惔虚无,真气从之,精神内守,病安从来。"只要保持着恬惔虚无的"纯净"心境,精神守持于内,邪气又何能干犯呢?

三、意境

"意境"是茶疗的最高层次,可用"高"和"远"来形容。幽雅清静的环境尚可以刻意营造,纯净平和的心境还能够通过自我控制而达到,而意境却是一种随兴而至、有感而发的思绪活动。在品茶的过程中,人的精神高度集中,思绪随着茶香、茶烟、茶韵,飘进情景交融、虚实相生的意境中。

唐代不少僧侣、道长喜爱喝茶,因茶能助其清修。江南高僧皎然在《饮茶歌逍崔石使君》云:"一饮涤昏寐,情思朗爽满天地;再饮清我神,忽如飞雨洒轻尘;三饮便得道,何须苦心破烦恼。"三饮之后便到"道"的境界,意境可谓高远。宋代《天台续集别编》卷二中摘录陈知柔诗作："巨石横空岂偶然，万雷奔瀦有飞泉。好山雄压三千界，幽处常栖五百仙。云际楼台深夜见，雨中钟鼓隔溪传。我来不作声闻想，聊试茶瓯一味禅。""茶禅一味"道出饮茶与开悟之关系。不少修道之人，以茶入悟，素有"吃茶去"的美谈。

　　若要达到"意境"的层次，必须平时对周围事物细心感悟，以及有意识的练习。首先，要彻底放松身心、凝神静气，一边倾听抒情悠扬的茶乐，一边有意识地引导思绪进入高远无垠的诗意空间。借助优美的旋律，联想自己或正坐于松风竹月之下，细味天籁韵律；或立于嵩山之巅，倚栏俯观云涛；或临于南海之傍，尽看潮起潮落；或沐于夕阳之中，倾听渔舟唱晚。想象着芬芳馥郁的茶香犹如春风吹拂，驱散体内浊气；甘醇浓郁的茶汤恍似仙泉玉液，荡涤病灶邪毒……总而言之，可以借助各种有益的遐想，循序渐进地练就由意引气、由气引血，促进气血畅运于全身，最终达到身心合一，脏腑协调之养生保健目的。

　　"三境"是影响茶疗效果的重要因素，可以互相协调、共同促进，充分体现出茶疗"身心并治，形神共养"的特色与内涵，发挥最大的治病保健功效。

第六节　茶叶的存放

　　茶叶的存放亦是确保茶疗质量的重要一环。茶叶可放在陶瓷罐或锡罐中，隔绝光线的照射，然后放在干燥阴凉、没有阳光照射、没有异味的地方，因为光线、温度、茶叶水分含量、空气中的湿度、氧气、微生物、异味等等，都可能令茶叶的质量下降。茶叶的吸湿、吸味性很强，存放不当，很容易受潮，亦容易吸收周围的味道，变味变质。茶叶存放不当，质量变差，则茶效亦打折扣，如有细菌、霉菌滋生，饮用后更对身体造成不良影响。

　　雨前茶"三年外陈者入药"，六安茶"陈久者良"。《本草纲目拾遗》累积了茶疗的经验,提出了茶叶陈者以减其火气或寒气,使其性多和而不峻。孙同元《永嘉闻见录》载:"新茶多火气,竞饮隔年之茶。"郑与侨的《客途纪异》载:"北人贵新茶,闽人不饮新茶,恐火气引疾也。新茶出贸时,卖旧茶必标曰陈茶,以陈价三倍于新耳。"一般而言,茶叶存放时间久了,其寒性及热性都会减退。绿茶的寒性会随着存放时间增长而减退,而红茶的温性亦会因存放时间过长而降低。

一些有茗茶嗜好的人追求饮用年份最久的茶,认为陈茶味道较佳。目前饮用存放超过 50 年茶品的很多人,对其都有良好正面的评价,因为饮后身体感觉舒服。影响茶品功效的因素有很多,50 年前的茶成品很多都是采自野外放植的茶树。这些茶树由于有性繁殖、采收量少、人为干扰程度低、生长环境污染程度低、农药及化肥使用率低,因此所产茶叶本身质量优良,茶效亦相对为高。品质优良的茶叶,存放良久,其性味会有所改变,但品质不减,茶效亦强,只是所针对的病证有所改变。品质不良的茶叶,无论存放多久,其茶效不会因为存放的时间而有所改进,只可能减退其苦涩之味,使难以入口的程度减轻。

因此,中国茶疗法所用的茶叶不追求年份,着眼点在于疗效。暂时没有临床观察证据及医学理论去支持存放时间对治疗功能有必然的提高。再者,以存放年份来控制茶叶的寒热性味,对药品的管理风险相当高,且存放期间茶叶可因温度、湿度、氧气含量等因素而变质。存放多年的茶品,可能最终全部不能成为药品。因此,茶疗医师不宜以存放时间作为控制茶叶性味的手段,如果该茶叶因为太寒或太热,不适合某些体质的人士,应该改用其他性味较为温和的茶品,或在配伍、炮制、冲泡方法上作出调整。

中国茶疗法对茶叶的存放处理,也遵循传统中药的一些基本原则。比如刚干燥或焙火完的茶叶火气仍大,不宜立即饮用,应存放一段时间,待火气退去再饮用。不同的茶品,饮用前的有效存放期亦不相同。有效存放期有两个层面的意思，其一，该茶品在超过了有效存放期后，有可能失去了治疗疾病的功能，应放弃饮用；其二，该茶品在存放一定时间后，由于其性味的改变，使该茶品不再适合原先针对的病证，或反而对其他病证产生治疗功能。例如，新白茶性偏寒，对于一些实热性肺部疾病，以服用年期较短的白茶为宜。当白茶存放到一定时间，其寒性会逐渐降低，清热解毒的功能下降，对实热证的效果也变差。但对脾胃虚弱的患者，这些存放良久的白茶便是良药，因此可以转用于一些不需要清热解毒的肺部疾病。所有药物都有存放有效期，茶叶亦然。无论是上述第一或第二个层面的情况，超过有这个有效期，茶叶已经不能做到对证下药了，故应改换茶品。

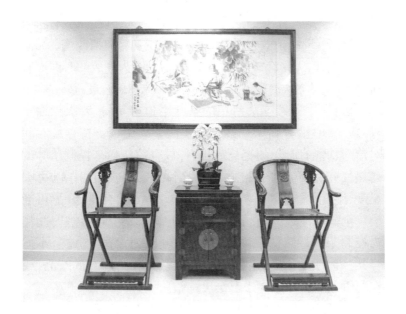

第十章

应用茶疗法的注意事项

茶疗是一种相对安全的疗法,但安全的疗法也必须根据制订的原则和方法,注意及避免任何出现不良反应的情况,用药才能达到效果。要达到茶疗的既有效果,必须注意以下事项。

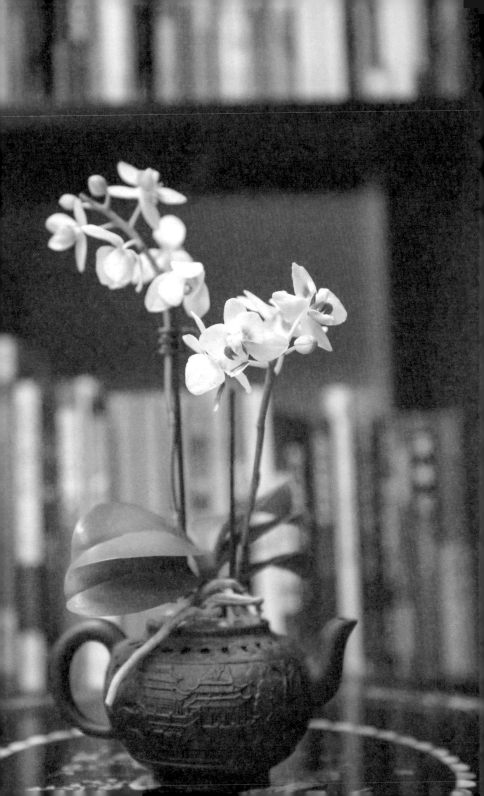

一、在专业人士指导下选用茶疗方

茶疗的应用范围很广泛,无论男女老幼都可以通过茶疗治病保健,但并非所有病证都适合应用茶疗。某些病情较复杂的病证,必须配合其他治疗措施,才能取得理想的效果。在应用茶疗之前应咨询专业人士的意见,在相关专业人士如中医师的指导下,根据个人的体质或具体病证,有目的、有计划、有针对性地应用茶疗方,以免耽误病情。此外,亦不应因为希望加快疗效,而自行更改用茶方案,过度饮茶,否则不但会降低疗效,更有可能给身体带来不良的影响。

二、茶不宜与西药同服

茶叶的成分十分复杂,而其成分可能影响西药的吸收,降低西药的治疗作用。例如,茶多酚容易与金属离子结合,故服用治疗贫血的硫酸亚铁、碳酸亚铁等药物时,茶会降低药物的吸收,从而影响疗效。此外,很多西药成分遇到茶叶内的单宁,会出现酸碱中和现象,结合成一些身体不能吸收的物质,降低药物的功效。茶叶含有兴奋神经的咖啡因,服用一些安眠西药的人士应避免用茶。不恰当地将茶与西药同时服用,除了影响药物的功效外,亦可能引起其他不良反应。例如,服用呋喃唑酮或甲基苯肼时,少量的茶饮亦可导致失眠或高血压反应。当然,并不是所有西药都与茶叶相恶或相反,如茶叶中的儿茶素有助于人体吸收维生素C,亦有研究指出茶与降血压药、降血脂药可以兼容。但对于西药与茶同服,还需更多研究及观察。而且,茶疗所施用的茶叶,活性成分较多,活性亦较强,故不建议西药与茶同服。服用西药后,建议至少2小时内不宜饮用茶汤。

三、茶与中药慎共用

至于茶与中药同时服用,中国古代医书已有不少记载。以茶叶入药或配伍其他中药以治疗疾病,不胜枚举。例如,清代赵学敏《本草纲目拾遗》转载《救生苦海》的验方,以武夷茶治休息痢,即将"乌梅肉、武夷茶、干姜,为丸服";刘汉基《药性通考》载茶"与姜等分浓煎,名姜茶饮,治赤白痢。茶助阴,姜助阳,使寒热平泻"。茶叶是否与其他中药同时入药为用,在第六章已论述过,必须要有足够的应用理论依据和用药经验,才能进行。至于服用了中药汤剂后是否适合再饮用茶叶,必须慎重考虑。而且,疾病如果能单纯以传统中药的药汤,或单纯以茶疗就可以治愈,便不应多此一举。毕竟同服存在着茶药互相影响的可能。

四、不宜冷饮

现今市面上各式冷冻茶饮品琳琅满目,且饮用冷冻茶饮也成为流行时尚。一些号称有保健功效的茶饮也摆放在冰柜内出售,以迎合时下的消费品位。中医药学认为,冰冻食物和饮料会消减人体阳气,损害脾胃功能,长期饮用会令人出现食欲不振、消化不良、腹痛腹泻等胃肠道疾病。茶疗的目的在于治病保健,因此茶疗方不宜冷饮,应以温饮为宜。

五、睡前不宜饮用

大部分茶叶都含咖啡因,故有提神醒脑功效。睡前饮用茶疗方可能令人精神兴奋而无法入睡,如果茶汤过浓还会扰乱自主神经系统,导致血压升高而影响睡眠质量。因此,睡前1~2小时内不宜饮用茶疗方,对于那些对咖啡因敏感的人及失眠患者,更应把用茶时间提至下午三四点前,以免影响睡眠质量。

六、空腹时不宜饮用

空腹饮用茶疗方可刺激胃肠道,出现胃痛、恶心、食欲减退等不适症状。如果茶汤浓度过高,还会出现心慌胸闷、头晕眼花、手脚无力等"茶醉"现象。所以空腹不宜饮用茶疗方,尤其是胃、十二指肠溃疡患者更不应空腹饮用。

七、隔夜茶渣不宜重用

每天饮剩的茶渣应在当天倒掉,不宜留待第二天再冲泡饮用。因为隔夜茶渣容易成为细菌滋生的基础,特别是气候炎热的季节,放置过久的茶渣可以快速繁殖细菌、霉菌,饮用后可能对身体造成不良影响。

八、怀孕期和哺乳期不宜饮浓度高的茶疗方

茶汤浓度过高的茶疗方含有大量茶多酚和咖啡因,孕妇饮后有可能导致胎动不安。另外,哺乳期的妇女亦应避免饮用浓度高的茶疗方,这是因为大量的咖啡因会进入乳汁,婴儿吸乳后会间接引起神经兴奋,出现少眠烦躁、啼哭不止等异常表现。

九、儿童不宜饮浓度高的茶疗方

儿童可以适量饮用一些清淡的茶疗方,一般应以成人饮

用浓度的 1/3 为限。如果茶汤浓度过高,茶汤中的生物活性物质含量过多,对儿童的发育和成长恐有不利影响,亦有可能影响神经系统及心血管系统的正常功能。

参考书目

1. 汉·华佗,撰.唐·孙思邈,编集.华佗神方[M].北京:中医古籍出版社,1992.

2. 魏·吴普,等述.清·孙星衍,孙冯翼,辑.神农本草经[M].太原:山西科学技术出版社,1991.

3. 梁·陶弘景.本草经集注[M].北京:华夏出版社,1999.

4. 西晋·张华.博物志[M].重庆:重庆出版社,2007.

5. 唐·孙思邈.千金食治[M].吴受琚,注释.北京:中国商业出版社,1985.

6. 唐·孙思邈.备急千金要方[M].北京:人民卫生出版社,1982.

7. 唐·陆羽.茶经[C]//郑培凯,朱自振.中国历代茶书汇编校注本.香港:商务印书馆,2007.

8. 唐·苏敬,等.唐·新修本草(辑复本)[M].尚志钧,辑校.合肥:安徽科学技术出版社,1981.

9. 唐·陈藏器.本草拾遗[M].尚志钧,辑校.合肥:皖南医学院科研处,1983.

10. 唐·孟诜,张鼎.食疗本草[M].北京:人民卫生出版社,1984.

11. 宋·太平惠民和局.太平惠民和剂局方[M].北京:人民卫生出版社,1959.

12. 宋·王怀隐,等.太平圣惠方[M].北京:人民卫生出版社,1958.

13. 日本·丹波康赖.医心方[M].北京:人民卫生出版社,1955.

14. 宋·杨士瀛,撰.明·朱崇正,附遗.仁斋直指外四种[M].上海:上海古籍出版社,1991.

15. 宋·寇宗奭.本草衍义[M].北京:人民卫生出版社,1990.

16. 元·徐彦纯.本草发挥[M].上海:上海中医药大学出版社,1994.

17. 元·吴瑞.日用本草[M].北京:华夏出版社,1999.

18. 明·王化贞.《产鉴》注释[M]. 张磊,庞春生,冯明清,等注释. 郑州:河南科学技术出版社,1982.

19. 明·卢之颐. 本草乘雅半偈[M]. 北京:华夏出版社,1999.

20. 明·兰茂. 滇南本草[M]. 北京:华夏出版社,1999.

21. 明·朱橚. 普济方[M]. 上海:上海古籍出版社,1987.

22. 明·李中梓. 本草通玄[M]. 上海:上海古籍出版社,1995.

23. 明·李时珍. 本草纲目[M]. 王育杰,整理. 金陵版排印本.2版. 北京:人民卫生出版社,2004.

24. 明·徐春甫. 古今医统大全[M]. 崔仲平,王耀廷,主校. 北京:人民卫生出版社,1991.

25. 明·龚廷贤. 寿世保元[M]. 鲁兆麟,主校. 北京:人民卫生出版社,1993.

26. 明·楼英. 医学纲目[M]. 上海:上海古籍出版社,1995.

27. 清·王士雄. 随息居饮食谱[M]. 窦国祥,校注. 南京:江苏科学技术出版社,1983.

28. 清·汪讱庵. 本草易读[M]. 吕广振,陶振岗,王海亭,等点校. 北京:人民卫生出版社,1987.

29. 清·杨时泰. 本草述钩元[M]. 上海:科技卫生出版社,1958.

30. 清·汪昂. 本草备要[M]. 王效菊,点校. 天津:天津科学技术出版社,1993.

31. 清·张秉成. 本草便读[M]. 北京:华夏出版社,1999.

32. 清·张璐. 本经逢原[M]. 上海:上海科学技术出版社,1959.

33. 清·费伯雄. 食鉴本草[M]. 上海:上海科学技术出版社,1985.

34. 清·赵学敏. 本草纲目拾遗[M]. 北京:人民卫生出版社,1957.

35. 清·徐文弼. 寿世传真[M]. 吴林鹏,点校. 北京:中医古籍出版社,1986.

36. 清·蒋介繁. 本草择要纲目[M]. 上海:上海科学技术出版社,1985.

37. 清·凌奂. 本草害利[M]. 北京:中医古籍出版社,1982.

38. 卫明,梁浩荣. 中国茶疗学[M]. 香港:天地图书有限公司,2010.

39. 安徽农学院. 制茶学[M].2版. 安徽:中国农业出版社,2000.

40. 陈宗懋. 中国茶叶大辞典[M]. 北京:中国轻工业出版社,2000.

41. 陈宗懋,杨亚军. 中国茶经(2011年修订版)[M]. 上海:上海文化出版社,2011.

42. 陈祖槼,朱自振. 中国茶叶历史资料选辑[M]. 北京:农业出版社,1981.

43. 陈椽. 茶药学[M]. 北京:中国展望出版社,1987.

29